"健康中国·你我同行"
科普读物

食养
是良医

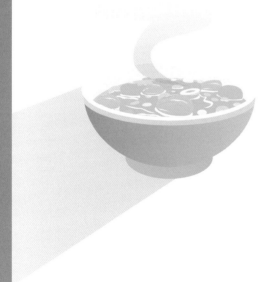

国家卫生健康委宣传司 组织编写

于 康主 编

人民卫生出版社
·北 京·

图书在版编目（CIP）数据

食养是良医 / 国家卫生健康委宣传司组织编写；于康主编. —北京：人民卫生出版社，2024.3
ISBN 978-7-117-36076-0

I. ①食⋯ II. ①国⋯ ②于⋯ III. ①食物养生
IV. ①R247.1

中国国家版本馆 CIP 数据核字（2024）第 035538 号

食养是良医
Shiyang shi Liangyi

策划编辑　　庞　静　赵沐霖　　责任编辑　庞　静　赵沐霖
数字编辑　　杜鱼田　张嘉琳
书籍设计　　尹　岩　梧桐影
组织编写　　国家卫生健康委宣传司
主　　编　　于　康
出版发行　　人民卫生出版社（中继线 010-59780011）
地　　址　　北京市朝阳区潘家园南里 19 号
邮　　编　　100021
E－mail　　pmph @ pmph.com
购书热线　　010-59787592　010-59787584　010-65264830
印　　刷　　北京顶佳世纪印刷有限公司
经　　销　　新华书店
开　　本　　710×1000　1/16　　印张:16
字　　数　　178 千字
版　　次　　2024 年 3 月第 1 版
印　　次　　2024 年 3 月第 1 次印刷
标准书号　　ISBN 978-7-117-36076-0
定　　价　　75.00 元

打击盗版举报电话　010-59787491　　E－mail　WQ @ pmph.com
质量问题联系电话　010-59787234　　E－mail　zhiliang @ pmph.com
数字融合服务电话　4001118166　　　E－mail　zengzhi @ pmph.com

专家指导委员会

顾　问　李　斌

主任委员　王陇德

委　员（以姓氏笔画为序）
于　康　王建业　王雪凝　邬惊雷　米　锋
李为民　李新华　张　罗　张　勇　张文宏
周行涛　倪　鑫　徐丛剑　赫　捷

执行主编　邬惊雷

编写委员会

主　　审　杨月欣

主　　编　于　康

副 主 编　李增宁　刘爱玲　何　梅　康军仁

编　　委　（以姓氏笔画为序）

于　康　王　方　王　杰　王　琼　仇玉洁　邓嘉进

付　锦　刘爱玲　刘鹏举　刘燕萍　李春微　李海龙

李景南　李增宁　李融融　何　梅　张　妍　陈沛沛

陈碧霄　周　莹　赵维纲　胡环宇　姚志翠　贾小芳

徐维盛　郭嘉羽　康军仁　鲁徐宁　魏　薇

审稿专家　（以姓氏笔画为序）

刘景芳　汤庆娅　孙建琴　葛　声　韩　婷　蔡　威

7

党的二十大报告指出，把保障人民健康放在优先发展的战略位置，完善人民健康促进政策。习近平总书记强调，健康是幸福生活最重要的指标，健康是1，其他是后面的0，没有1，更多的0也没有意义。

普及健康知识，提高健康素养，是实践证明的通往健康的一条经济、有效路径。国家卫生健康委宣传司、人民卫生出版社策划出版"健康中国·你我同行"系列科普读物，初心于此。

系列科普读物的主题最大程度覆盖人们最为关心的健康话题。比如，涵盖从婴幼儿到耄耋老人的全人群全生命周期，从生活方式、心理健康、环境健康等角度综合考虑健康影响因素，既聚焦心脑血管疾病、癌症、慢性呼吸系统疾病、糖尿病、传染病等危害大、流行广的疾病，也兼顾罕见病人群福祉等。

系列科普读物的编者是来自各个领域的权威专家。他们基于多年的实践和科研经验，精心策划、选取了广大群众最应该知道的、最想知道的、容易误解的健康知识和最应掌握的基本健康技能，编撰成册，兼顾和保证了图书的权威性、科学性、知识性和实用性。

系列科普读物的策划也见多处巧思。比如，在每册书的具体表现形式上进行了创新和突破，设置了"案例""小课堂""知识扩展""误区解读""小故事""健康知识小擂台"等模块，既便于读者查阅，也增加了读者的代入感和阅读的趣味性及互动性。除了图文，还辅以视频生动展示。每一章后附二维码，读者可以扫描获取自测题和答案解析，检验自己健康知识的掌握程度。此外，系列科普读物作为国家健康科普资源库的重要内容，还可以供各级各类健康科普竞赛活动使用。

每个人是自己健康的第一责任人。我们希望，本系列科普读物能够帮助更多的人承担起这份责任，成为广大群众遇到健康问题时最信赖的工具书，成为万千家庭的健康实用宝典，也希望携手社会各界共同引领健康新风尚。

更多该系列科普读物还在陆续出版中。我们衷心感谢大力支持编写工作的各位专家！期待越来越多的卫生健康工作者加入健康科普事业中来。

"健康中国·你我同行"！

专家指导委员会

2023 年 2 月

前言

　　《"健康中国2030"规划纲要》明确指出，健康是促进人的全面发展的必然要求，是经济社会发展的基础条件。实现国民健康长寿，是国家富强、民族振兴的重要标志，也是全国各族人民的共同愿望。《国务院关于实施健康中国行动的意见》明确指出，合理膳食是健康的基础。

　　合理膳食是保障人体营养和健康的基本原则，食物多样是平衡膳食的基础，合理搭配是平衡膳食的保障。合理膳食和均衡营养是免疫的坚实基础，是维护免疫健康、提升免疫力的关键。人体免疫应答的全过程都受到营养物质的滋养和影响。我们要保持健康的饮食结构、充足的营养，才能为免疫系统提供足够的养分。

　　本书为贯彻落实《"健康中国2030"规划纲要》指导精神，以《中国居民膳食指南（2022）》为基础，面向最广大人民群众，分享合理搭配日常膳食、如何养成良好饮食习惯和疾病状态下营养治疗的知识。

　　本书第一部分对合理营养进行概述，介绍了关于蛋白质、碳水化合物、脂肪、矿物质、维生素、水、膳食纤维及有益健康的植物化学物等各种膳食成分的有意思的营养知识。

　　第二部分介绍了食物的营养价值及其对健康的重要性，包括食物所含营养素的种类、数量，各营养素间的相互比例是否适宜以及是否易被人体消化吸收和利用等。

第三部分介绍了膳食指南和中国居民平衡膳食宝塔、膳食营养素参考摄入量、一般人群合理营养的内容，旨在通过阅读食品标签、减盐、减油、减糖、控酒等方法，指导成年人营养摄入，保障营养健康。《"健康中国2030"规划纲要》指出，要突出解决好妇女儿童、老年人等重点人群的健康问题。本章还特别设置了对于孕产妇、婴幼儿、儿童青少年、老年人等人群的营养干预要点。

第四部分主要介绍不同疾病状态人群的营养治疗。在面临疾病时（如高血压、高脂血症、糖尿病、心脑血管疾病、呼吸系统疾病和肿瘤等），应该合理地进行个体化的营养调整，合理的营养支持和治疗有助于增加人的自身免疫力，减少治疗并发症，节省医疗费用，提高生活质量。

营养是健康的基石。营养科普的公平化、普惠化、精准化，是倡导文明、健康、可持续的生活方式和提高全民营养健康素养的重要举措，也是新时代满足人民日益增长的美好生活需要的重要保障。

《食养是良医》是对健康中国建设、合理膳食行动的具体落实，让我们共同努力，共同推动国民营养与健康工作的开展，早日实现健康中国营养梦！

于康

2023 年 12 月

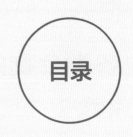

目录

能量及营养素概述

各类食物的营养价值

各类健康人群合理营养

常见疾病的营养管理

能量及营养素概述

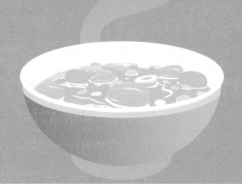

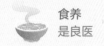
平衡膳食模式是保障人体营养和健康的基本原则，食物多样是平衡膳食的基础，合理搭配是平衡膳食的保障。生命的诞生、维持和延续都离不开营养，合理营养能够为我们的生命健康保驾护航。本部分对能量及营养素进行介绍，让你了解合理营养对健康的重要性以及掌握如何在日常生活中做好合理营养。同时你还能通过阅读本部分了解蛋白质、脂肪、碳水化合物、膳食纤维、维生素、矿物质、水等营养素，及关于有益健康的植物化学物等各种膳食成分的趣味营养知识。

营养概述

小明是一名寄宿制中学的高三学生，为了考出好成绩，每天晚睡早起，一心扑在学习上，吃饭都是随便应付一口，经常饥一顿饱一顿。有一天，小明在去教室的路上突然晕倒了，被同学紧急送往了医务室。校医给小明做了检查，又听了同学的叙述，心里大致有了判断。请你猜猜，小明这是怎么了？

 小课堂 ● ● ● ● ● ● ● ● ● ● ● ● ● ● ●

什么是合理营养

各种营养素的作用和功能不尽相同。目前所知，人体必需营养素有 40 余种，此外，其他膳食成分，如膳食纤维、植物化学物对降低慢性疾病的发生风险也有重要的作用。这些营养素绝大多数来自食物。从食物中摄取的能量和各种营养素的数量及其相互间的比例，能够满足不同生理阶段、不同环境下各类人群的需要，并能使机体处于良好的健康状态时，可以认为是合理营养。

不同的人对各种营养素的需要量各不相同，多的每天需要几百克，少的仅要几微克。

人体必需营养素和其他膳食成分

必需营养素	蛋白质	亮氨酸、异亮氨酸、赖氨酸、蛋氨酸、苯丙氨酸、苏氨酸、色氨酸、缬氨酸、组氨酸
	脂肪	亚油酸、α-亚麻酸
	碳水化合物	碳水化合物
	矿物质	常量元素:钙、磷、钾、钠、镁、硫、氯
		微量元素:铁、碘、锌、硒、铜、铬、锰、钼等
	维生素	脂溶性维生素:维生素 A、维生素 D、维生素 E、维生素 K
		水溶性维生素:维生素 B_1、维生素 B_2、维生素 B_6、维生素 B_{12}、维生素 C、叶酸、烟酸、生物素、泛酸、胆碱
	水	水
其他膳食成分	膳食纤维、番茄红素、植物甾醇、原花青素、大豆异黄酮、叶黄素、花色苷、氨基葡萄糖等	

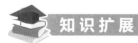 知识扩展

如何做到合理营养

除了喂养 6 月内婴儿的母乳外，没有任何一种天然食物可以满足人体所需的能量及全部营养素需求。只有通过摄入多样化的食物，加以合理搭配才能满足营养需求，实现合理营养。

食物多样：多样化的食物是营养素摄入种类充足的保障。我们每天的膳食应该由五大类食物组成，分别是：谷薯类、蔬菜和水果类、动物性食物、大豆和坚果类、纯能量食物。按照数量来看，除去油盐糖以及调味品外，平均每天应摄入 12 种以上食物，每周摄入 25 种以上。

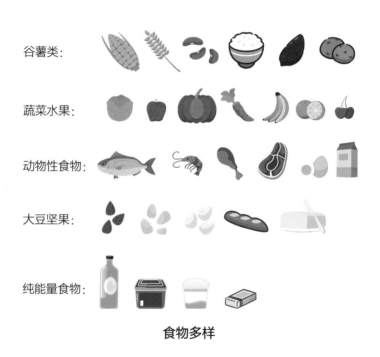

谷薯类：

蔬菜水果：

动物性食物：

大豆坚果：

纯能量食物：

食物多样

合理搭配：各种营养素间关系密切，相辅相成。某些营养素的缺乏或过量都会引起机体对营养素需要和利用的不平衡。合理搭配可以使膳食的营养价值得到提高和优化。具体可以分为**粗细搭配**：在烹调主食时加入小米、红豆、燕麦等粗杂粮；**荤素搭配**：在烹调菜肴时，将肉类和蔬菜搭配，不仅可以改善口感，也能提供多种营养成分；**深浅搭配**：不同食物的颜色代表着食物中所含有的植物化学物、营养素的不同，多种颜色的搭配可以提高营养价值，也能赏心悦目，刺激食欲。

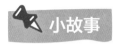 **小故事** **在伊朗乡村发现的怪现象**

20世纪50年代，一名英国医生来到伊朗，他在伊朗的锡拉兹地区发现了一个怪现象。有11位患者，年龄在20岁左右，男性，他们身材矮小、皮肤粗糙、智力低下，饮食是以没有发酵的面食为主，很少吃肉。对他们体检后发现，他们严重贫血，并且没出现性发育，有异食癖。开始时医生以为他们的症状是由于缺铁性贫血引起的，但在给患者补充铁剂后，虽然贫血症状略有改善，但其他症状毫无改善。医生让患者口服锌制剂后，患者的生长速度明显加快，用药3个月内全部出现了性发育。这就是人类首次发现的锌缺乏病。

他们为什么会出现锌缺乏呢？经过医生的调查发现，患者膳食中锌的含量很低，这是因为他们以没有发酵的面食为主，这种食物中植酸含量较高，植酸对锌的吸收有明显的阻碍作用，严重者就出现了以上的情况。

能量

小帅九岁了，正是长身体的时候，为了让孩子长大高个，小帅妈不管多忙都不会疏忽了儿子的饮食。小帅妈妈认为：营

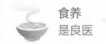
养均衡是非常重要的，要多吃肉，提供丰富的优质蛋白质；更要多吃菜，能补充 B 族维生素；还要吃水果，补充维生素 C；牛奶中钙含量非常丰富，早晚必须一袋纯牛奶；儿童青少年要"三餐两点"，正餐外的零食也是必需的……然而开学体检后，小帅却拿回来一张标记超重的体检单，这是怎么一回事？

 小课堂 ● ● ● ● ● ● ● ● ● ● ● ● ● ● ● ●

怎样判断一个人的能量需要量

一个人的能量需要量与年龄、性别、身体活动水平及生理状态等都密切相关。要了解一个人的能量需要量，我们首先需要掌握人体能量消耗。

成人的能量消耗主要用于基础代谢、身体活动消耗和食物热效应三方面。**基础代谢**是维持人体最基本生命活动所必需的能量消耗，是人体能量消耗的主要部分，占人体总能量消耗的 60% ~ 70%。体型和机体构成、年龄、性别、内分泌、应激状态等都是影响基础代谢的因素。除基础代谢外，**身体活动消耗**的能量是影响人体总能量消耗最重要的部分，占总能量消耗的 15% ~ 30%。身体活动一般分为职业活动、交通活动、家务活动和休闲活动。**食物热效应**也称食物特殊动力作用，为人体摄食过程中引起的额外能量消耗，是人体在摄食后对营养素的一系列消化、吸收、合成、代谢转化过程中所消耗的能量。

不同生理状态下的人群，其能量消耗量也具有不同的特点。如孕妇应计算胎儿的生长发育及母体子宫、胎盘、乳房等组织的增长和体脂储备等能量需要；乳母应计算包括合成、分泌乳汁在内的能量需要；婴幼儿、儿童、青少年还应计算包括生长发育的能量需要。

因此要判断一个人的能量需要量，需要从年龄、性别、身体活动水平及生理状态等多个维度去考虑。如同样都是九岁的儿童，轻身体活动水平和重身体活动水平的男孩，每天的能量需要量分别为1 700千卡和2 200千卡，女孩则分别为1 550千卡和2 000千卡。如果大家想了解更多不同人群的能量需要量，可以咨询医生、营养指导人员，也可以查询有关专业书籍。

 知识扩展

人体需要的能量从哪里来

长期保持良好的健康状态、维持良好的体型、机体构成以及理想活动水平的人或人群，达到能量平衡时所需要的膳食能量摄入量被称为能量需要量。人体的能量主要来源于食物中的产能营养素，包括糖类（主要为碳水化合物）、脂类和蛋白质。产能营养素通过被氧化释放能量，以维持机体的代谢、神经传导、呼吸、循环及肌肉收缩等功能，同时在产能过程中释放热量以维持体温。

能量摄入不足或过多都会影响人体健康。对于健康人来说，能量代谢的最佳状态应为能量平衡，也就是能量的摄入量与需要量相等。如果能量需要量高于能量摄入量，即能量摄入不足，机体会动用体内的能量存储甚至消耗自身的组织以满足生命活动所需。长期能量摄入不足会导致生长发育迟缓、消瘦、活力消失甚至死亡。若能量摄入量高于需要量，多余的能量将转化为脂肪储存在体内，长期能量摄入过剩，将导致超重、肥胖及相关的慢性非传染性疾病，如高血压、糖尿病、血脂异常等。

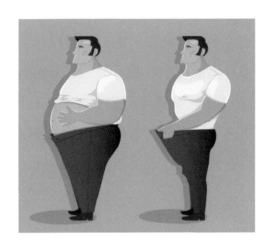

肥胖与体重正常

根据中国人的膳食特点和习惯，成年人膳食中碳水化合物提供的能量应占总能量的 50%～65%，脂肪占 20%～30%，蛋白质占 10%～15%。年龄越小，脂肪供能占总能量的比重应适当增加，但成年人脂肪的摄入量不宜超过总能量的 30%。

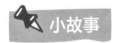 **能量需要量的国际研究组织**

联合国粮食及农业组织/世界卫生组织（FAO/WHO）在 1986 年成立了国际膳食能量顾问组（International Dietary Energy Consultative Group，IDECG），专门研究不同水平的膳食能量摄入对人体健康和社会福利的影响。多年来，IDECG 已积累了有关人体能量需要量的资料，尤其是双标水方法的建立及在人体能量消耗量测定中的应用，为膳食能量需要量的研究提供了重要基础资料。

蛋白质

刘大姐今年 65 岁，两年前她对于养生十分热衷，通过短视频了解吃素可降低胆固醇、延缓血管老化、预防多种慢性疾病。自那之后，她开始荤腥不沾，鸡蛋不吃，牛奶也不喝。持续近 2 年时间吃素，近期刘大姐发现自己浑身无力、走路走不快、面色苍白。开始以为是年纪大了所致，但身体的无力症状越来越严重，日常的出行都变得困难，这才着急去了医院检查。这才知道，这一系列症状的根源是长期蛋白质摄入不足引发贫血、皮肤黏膜受损、记忆力下降、消瘦等营养不良。

 小课堂

什么是优质蛋白质

蛋白质是组成人体一切细胞、组织的重要成分，遍布人体的各个组织和器官中，不仅毛发、皮肤、肌肉、内脏、大脑、神经等组织、器官的构成离不开蛋白质，牙齿、骨骼这些看起来比较坚硬的组织、器官也含有大量蛋白质，可以说机体所有重要的组成部分都需要蛋白质的参与，蛋白质是生命的物质基础。人体内的蛋白质始终处于不断水解和不断合成的动态平衡中，比如成年人体内每天约有 3% 的蛋白质被更新，才能达到机体组织蛋白质更新和修复的目的。因此，人体必须经常补充足够的蛋白质才能维持正常的生理活动。

当人体内缺乏蛋白质时，人就会出现各种症状，比如抵抗力下降、头晕眼花、浮肿、肌肉松弛失去弹性、伤口不易愈合、骨质疏松、衰老加速、疲倦乏力、畏寒怕冷、头发干枯脱落、体重不足等。

蛋白质由氨基酸构成，构成人体蛋白质的氨基酸有 21 种，其中有一些是人体可以自身合成，而有 9 种氨基酸是人体不能自行合成，必须通过食物摄取获得。这 9 种氨基酸被称为必需氨基酸，包括异亮氨酸、亮氨酸、赖氨酸、蛋氨酸、苯丙氨酸、苏氨酸、色氨酸、缬氨酸和组氨酸。当必需氨基酸缺乏时，一部分重要蛋白质无法合成，就会出现蛋白质缺乏症状。必需氨基酸的种类和含量直接影响蛋白质的质量。也就是说，蛋白质的评价标准主要看蛋白质的数量和质量。

数量，就是食物营养成分表中"蛋白质含量"，指 100 克这种食物中蛋白质的含量。**质量**，就是蛋白质中必需氨基酸的种类和含量情况，又称为蛋白质的氨基酸模式。食物中必需氨基酸的模式越接近人体蛋白质的比例构成，这种食物蛋白质被机体利用的程度就越高，食物蛋白质的营养价值也相对越高。这类必需氨基酸种类齐全，氨基酸模式与人体蛋白质氨基酸模式接近，营养价值较高，不仅可维持成人的健康，也可促进儿童生长发育的蛋白质即为优质蛋白质。

 知识扩展

优质蛋白质的食物来源

人体内的蛋白质分子分解成氨基酸后，大部分又会重新在体内合成蛋白质，只有一小部分分解为尿素和其他代谢产物排出体外。所以，正常成人不再生长发育，每日进食的蛋白质主要用来维持组织的修补和更新。而对于儿童、孕妇、初愈患者等人群来说，体内需要摄入更多的蛋白质来补给正在生长的新组织。

目前公认的优质蛋白质包括乳类、肉类、鱼类蛋白质和大豆蛋白质。作为唯一的植物蛋白质，大豆中蛋白质含量为 30%～40%，必需氨基酸的组成和比例与动物蛋白质相似，而且富含赖氨酸，是与谷类蛋白互补的天然理想食品。其实，很多植物蛋白质必需氨基酸总含量并不低，但短板在于必需氨基酸种类不够齐全，导致人体利用率低。所以，吃得杂一些，食物种类多一些，通过食物多样化达到蛋白质互补，也是不错的选择。

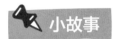 **小故事** **优质蛋白质与健康**

很多老年人由于长期食物摄入不合理，爱吃素，不吃肉，导致肌肉衰减严重，对感染性疾病的抵抗力降低，身体遭受外伤后伤口迁延不愈。在一些贫困和落后的国家和地区的儿童因长期饥饿、营养摄入不足导致身材矮小、发育不良，也呈现出表情淡漠、易腹泻、易感染其他疾病等现象，长此以往，成年后表现为皮下脂肪组织少、皮肤干燥松弛、体弱无力，甚至干瘦、浮肿、皮包骨、双颊呈现出"猴腮"，更容易疲倦、贫血、免疫力低等，严重者甚至发生死亡。

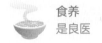
脂肪

小美 32 岁，发现自己过了 30 岁之后体重有增长的趋势，为了让自己有纤瘦的"完美"身材，小美痛下决心要减肥瘦身。都说脂肪是肥胖的"元凶"，为了尽快减肥，她在减肥期间严格"戒口"，坚决不碰任何含脂肪的食物。半年后，小美脸上皮肤开始出现疹子，身上的皮肤也变得干燥、粗糙、瘙痒，舌头也开始肿大，而且伴有脱发等症状。就诊之后得知：这些问题都是因长时间不摄入脂肪，导致机体脂肪酸缺乏引起的皮肤症状。

 小课堂················

脂肪也分好坏

脂肪对于我们人体有非常重要的生理功能，如储存能量以备不时之需、为机体隔热保温、构成细胞膜成分，以及多种内分泌作用，调节机体代谢、免疫、生长发育等生理过程。食物中的脂肪也肩负不可替代的责任，比如提供脂溶性维生素（维生素 E、维生素 A 等）、增加饱腹感、调节进食量，以及改善食物的感官性状、促进食欲。可以说，我们离不开脂肪。

人体正常的生理代谢需要脂肪，不能不吃，摄入脂肪过少或不吃不仅会影响正常的生长发育，还会引起皮肤、生殖、肝脏、肾脏、神经等多组织、器官病变，出现生长迟缓、皮炎湿疹、生殖障碍等症状。血脂过低还与肿瘤以及死亡风险的增加有关。但是脂肪摄入也不能过量，经济快速发展、物质丰富的今天，人们的需求早已从"吃饱就行"的层面，上升到"不仅要吃饱，还要能维持体型、预防慢性疾病"的层面。因此，要合理地摄入脂肪，而非简单粗暴地"谈脂色变"。

一般情况下，脂肪以甘油三酯的形态存在。甘油三酯，顾名思义就是一个甘油加三个脂肪酸。而决定脂肪好坏的，就是这三种脂肪酸（饱和脂肪酸、单不饱和脂肪酸、多不饱和脂肪酸）的类型和含量，因为它们化学结构的不同对人体的作用大不相同。饱和脂肪酸主要来源于畜肉、乳制品以及热带植物油（比如椰子油），研究表明，过量摄入饱和脂肪酸会增加心脑血管疾病的风险，应该控制摄入量至能量摄入的 8% 以内，因此被称为"坏脂肪"。我们可以通过不吃肉眼看得见的肥肉、不用荤油做饭等方式来控制饱和脂肪酸的摄入量。我们人体必需的、对健康有益的"好脂肪"主要来源于植物油（葵花籽油、玉米油、亚麻籽油、橄榄油、茶籽油等）以及海洋鱼类和藻类中的不饱和脂肪酸。除了饱和脂肪酸，反式脂肪酸也是"坏脂肪"中的重要一类。反式脂肪酸属于不饱和脂肪酸，现有资料表明，过量摄入反式脂肪酸会增加患心血管疾病的风险。

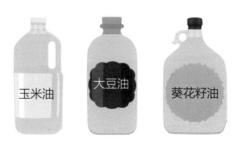

常用食用油

知识扩展

如何判别脂肪的好与坏

从均衡膳食的角度出发，脂肪的供给应该占摄入总能量的20%～30%；如果存在超重、肥胖、血脂异常等情况，应进一步控制摄入量。

食物脂肪中，有的含饱和脂肪酸多一些，有的含不饱和脂肪酸多一些，我们应多选择"好脂肪"，少吃"坏脂肪"。较为简单直观的判断方法就是，"坏脂肪"饱和脂肪酸越多，常温下越容易呈固态，比如牛油、猪油、黄油这些动物性油脂含有饱和脂肪酸较多，常温下就呈现固态，而花生油、葵花籽油中不饱和脂肪酸（"好脂肪"）含量居多，常温下为液态。当然，这个也不是"金标准"，比如植物油中的棕榈油和椰子油饱和脂肪酸含量也很高，属于"坏脂肪"，而鱼油中的不饱和脂肪酸含量很高，属于"好脂肪"。

在各种植物油中，脂肪酸构成也不尽相同，例如葵花籽油中亚油酸含量较高，还含有一定量的胡萝卜素、植物固醇；大豆油富含亚油酸的同时，还富含锌和卵磷脂。因此，我们应搭配食用各种植物油，不断交替组合，各种植物油彼此之间取长补短，让"好脂肪"组合出更好的健康效应。

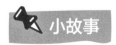 **小故事**　　"坏脂肪"——反式脂肪酸

作为人们较为关注的"坏脂肪"的另一位代表——反式脂肪酸，有三类：第一类是天然反式脂肪酸，存在于反刍动物脂肪及其

乳脂中；第二类是经不当高温烹饪、煎炸的食物，因油温过高导致的反式脂肪酸含量较高；第三类是植物油氢化加工产生的反式脂肪酸，最有名的代表就是人造奶油。

反式脂肪酸一度风靡食品行业。1890 年，德国化学家威罕·诺门发明了食用油氢化的工艺并获得专利，美国人发现其商业价值，并获得专利使用权，开始生产完全由植物油制造的起酥油，从此，反式脂肪酸市场得到迅速扩张，工艺和质量得到很大的改进。在当时，植物氢化油氧化稳定性好、口感佳、可塑性好，并且应用在植脂奶油中容易打发、能够很好地保持蛋糕的形状，有奶香味，人们把反式脂肪酸当作一般食品。

到了 1990 年，荷兰学者研究发现反式脂肪酸会造成血脂水平升高，后来一系列的研究发现反式脂肪酸会增加心血管病的发病率，使患心血管病死亡的风险大大增加。从此开始，大家开始关注反式脂肪酸这个人类健康的"隐形杀手"。

脂肪也分好坏吗

碳水化合物

小王 173 厘米，体重 68 千克。为达到理想体重，他坚持低碳水饮食 2 年。2 年内，他一个月最多食用 1 次碳水化合物，食物以肉和蔬菜为主。但他减重这件事依然遇到了"瓶颈"，体重一直维持在 65 ～ 66 千克，而且随着低碳水饮食时间的延长，出现发量减少、消瘦、体力下降等营养不均衡的问题。

小课堂 •

为什么不提倡低碳水化合物饮食

从提供能量来说，碳水化合物是人类获取能量的最经济、最主要来源，一般成人一天所需能量一半以上来自碳水化合物。低碳水化合物饮食减肥法问世于 1860 年，于 1972 年开始被广泛讨论和研究至今，是以脂肪为主，适量蛋白质（或高蛋白、中等脂肪）、低碳水化合物的膳食模式。事实上，不同研究对"低碳"界定略有不同，低碳水化合物饮食可分为极低碳水化合物饮食（生酮饮食）、低碳水化合物饮食、中碳水化合物饮食。按照碳水化合物占一天能量摄入的百分比，极端低碳水化合物饮食（＜ 10%）限制碳水化合物摄入量为 20 ～ 50 克 / 天，低碳水化合物饮食（＜ 26%）对碳水化合物的限制为少于 130 克 / 天，中碳水化合物饮食（26% ～ 40%）对碳水化合物的限制为少于 200 克 / 天。

从理论角度分析，减少碳水化合物摄入，血糖浓度波动小，减少胰岛素分泌，能改善心血管代谢功能，促进减肥。同时，蛋白质和脂肪摄入的相应增加，延长满足感和减少低血糖发生的可能性，减少了进食的频率，促进减肥。在极端低碳水化合物饮食的情况下，糖原耗尽，启动酮体供能。酮体是脂肪细胞中脂肪代谢的产物，消耗酮体从而促进减肥。

但事实并非理论所推演的结果，有研究表明低碳水化合物饮食的确能在短期内快速减少体重，达到立竿见影的效果。相较于低脂饮食法或以减少能量为主的饮食法，低碳水化合物饮食在 6 ～ 12 个月内的减重效果最好。但是超过这个期限，低碳水化合物饮食就丧失了优势。研究分析表明低碳水化合物饮食前期减轻的体重主要是水分，而要达到减少脂肪的作用，必须做到长期坚持遵守低碳水化合物饮食。研究证明长期的能量限定和选择优质的食材，比限制某一种营养素的摄入比例更有利于减轻体重。

《中国居民膳食指南（2022）》建议碳水化合物的最适宜的供能比在 50%~65%，应适当摄入。长期的低碳水化合物饮食有可能降低机体胰岛素敏感性，低血糖和代谢风险增大，有多项研究发现碳水化合物提供的能量百分比过低（<40%）或过高（>70%）都会增加死亡的风险，吃太多或过少的碳水化合物都不利于健康。因此，不提倡低碳水化合物饮食。

 知识扩展

低碳水化合物饮食的好与坏

低碳水化合物饮食之所以一度引起关注，在于确实有部分实验证明它可以在短期内将体重快速减轻，同时发现低碳水化合物饮食对降低血脂水平有一定改善。

在一项对大鼠的研究中发现，低碳水化合物高脂饮食能够导致精力分散和记忆力下降，怀疑这种膳食模式损伤大脑功能。这可能是由于膳食中缺少碳水化合物而导致大脑和脏器中葡萄糖供应不足，打乱了机体的正常生理功能。长期低碳水化合物摄入可能造成肾结石和骨量下降，相对高蛋白质摄入对有肝、肾疾患的人群亦有不良影响，且高蛋白质膳食对糖尿病患者尤其危险，可加重糖尿病肾病。另外，长期研究发现，按照低碳水化合物饮食成功减轻体重的人数不到 1%，且依从性差。美国心脏病学会营养委员会在低碳水化合物饮食的有效性和安全性咨询报告中明确指出：这种膳食模式易使人在短期内出现恶心、头晕、便秘、无精打采、脱水、呼吸困难和食欲减退等症状。

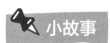 **动物实验证实长期低碳水化合物饮食无益**

国外一项食物摄取量和寿命有关的动物研究，把小鼠分为三个小组，分别按照三个不同的饮食标准进行喂养：第一组使用符合营养标准比例的饲料，第二组使用含有高脂肪的饲料，第三组使用碳水化合物含量低、蛋白质含量比较高的低糖饲料，相当于类比人类一日三餐都不吃主食的极端标准。实验结果令人震惊，长期低碳水化合物饮食小鼠的寿命比那些吃符合营养标准的饲料的小鼠短8～9周！另外，长期低碳水化合物饮食的小鼠的寿命甚至比吃高脂肪含量饲料的小鼠短，而且长期低碳水化合物饮食的小鼠记忆力也下降到吃符合营养标准比例饲料的小鼠的一半左右。长期低碳水化合物饮食的小鼠还存在肠内菌群失衡的状况。这个动物实验也揭示了长期的过度低碳水化合物饮食，不仅会影响肠道微生物菌群的平衡，还会影响身体免疫，甚至影响寿命。

膳食纤维

吴阿姨今年 67 岁了，平时在家没事就喜欢看养生短视频。吴阿姨有便秘的问题，在听到膳食纤维有助于缓解便秘后，便让儿子在网上采购了几罐菊粉，每天冲好几勺喝。同时爱美的吴阿姨对自己发福的身体也不满意，开始节食减肥，按照视频，晚餐只吃凉拌蔬菜。一段时间后，吴阿姨的便秘症状不但没有缓解，还出现了抵抗力降低、衰弱等问题，这才引起了她和家人的注意。

 小课堂

膳食纤维对健康有什么益处

膳食纤维是存在于植物中、不被人体消化吸收的一大类物质，对人体健康有着显著的益处。自然界中有上千种膳食纤维。不同来源的膳食纤维，生理效应差异也很大。从化学结构和生理性质角度看，目前膳食纤维可分为非淀粉多糖、抗性低聚糖、抗性淀粉等50 余种。

膳食纤维种类多样，结构复杂，具有持水性、增稠性、溶解性和黏性，还具有发酵特性。因膳食纤维分子表面带有很多活性基团，能产生吸附和交换作用。一些低聚糖对口腔细菌有抑制作用，有利于预防龋齿。

膳食纤维的共性特点是不能被小肠酶分解利用，具有较低能量值，而且在肠道菌群作用下发酵可产生短链脂肪酸，促进益生菌等发挥广泛的健康作用。膳食纤维可以在多方面影响肠道功能。膳食纤维的可发酵性可促进粪便膨胀，增加粪便重量，能够缓解便秘。抗性低聚糖、抗性糊精、抗性淀粉等膳食纤维能刺激有益肠道菌群生长，抑制有害菌群活性或生长，从而促进人的健康。大多数膳食纤维具有低的血糖生成指数，具有调节血糖和预防 2 型糖尿病的作用。膳食纤维可增加饱腹感，发挥体重调节作用。谷类和水果来源的膳食纤维可预防脂代谢紊乱，减少心血管疾病风险。部分膳食纤维的结肠发酵可增加矿物质的吸收，如水溶性膳食纤维类对钙、镁和铁吸收有促进作用，但不溶性膳食纤维与植酸等结合，可影响矿物质的吸收，特别是大量摄入不溶性膳食纤维，其吸附作用可使矿物质随粪便排出。蔬菜、水果、谷类中的膳食纤维还具有预防结肠癌的作用。

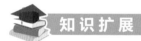 **知识扩展**

膳食纤维缺乏与过量的危害

膳食纤维过多或过少摄入都对机体产生明显的影响。短期摄入过少或无膳食纤维的食物，可引起便秘，长期摄入量过低将增加心血管疾病、肠道疾病、2 型糖尿病发生的风险。除了手术和疾病的情况，日常生活中摄入量低或边缘缺乏的情况是普遍的。长期缺少蔬菜和全谷物的摄入，仅摄入过多高蛋白、高脂肪食物，可能引起代谢紊乱，诱发多种慢性疾病。过量摄入膳食纤维而引起的症状或疾患的发生率并不常见，可能与膳食纤维自限性和现代加工方式有关。但过多膳食纤维摄入可引起胃肠不适，如当膳食纤维摄入量过多时（每天 75～80 克），会引起胃肠胀气和腹胀。也有报道认为长期大量摄入膳食纤维可导致胃癌的发生。膳食纤维过量对营养素的影响是多方面的，如可减少脂肪、糖类的吸收利用，降低某些矿物质在小肠的吸收等。含有大量膳食纤维的食物因体积庞大且能量和营养素密度低，可使能量和营养素很难得到充足的摄入，因此不适合食欲较差的儿童和老年人食用。

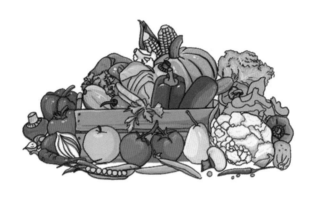

果蔬"大家族"

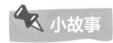 **膳食纤维发展简史**

1953 年，Hipsley 在研究妊娠毒血症时，首先提出了"膳食纤维"这个名词。1972 年，Trowell 和他的同事利用人体和体外研究，提出膳食纤维是"不能被人体消化酶水解的残留物，主要为植物细胞壁"的假设。1975 年 Jenkins、Newton 等在《柳叶刀》杂志首先发表并肯定了果胶、胶体和麦类纤维对血清胆固醇的影响。1976 年 Trowell 扩展了膳食纤维的定义。1985 年美国化学家协会

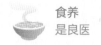
发布第一个总膳食纤维测定方法，从此开创了从"粗纤维"到"膳食纤维"认识的里程碑。

维生素

小梅是一个爱美的大学生，为了变美，她开始节食减肥，每天只吃水煮菜，杜绝了一切肉类和主食。坚持了一个月，体重下降了，但随之而来的还有易疲劳、四肢乏力、牙龈出血、头痛、眼睛干涩等症状。经过医生诊断，小梅的这些症状是体内维生素缺乏所导致的。

 小课堂 • • • • • • • • • • • • • •

怎样预防维生素缺乏

维生素是维持机体生命活动过程所必需的一类物质，在机体物质和能量代谢过程中发挥着至关重要的作用。大多数维生素在机体内不能合成，但广泛存在于各类食物中，因此我们需要从食物中获取维生素。

维生素的种类很多，生理功能不同，食物来源也有所差异。比如，维生素 C 主要来源于蔬菜、水果；B 族维生素主要来自谷薯类食物（大米、小麦、玉米、土豆、红薯等）；动物肝脏、禽蛋、奶制品、蔬菜水果中富含维生素 A；维生素 E 则主要来自大豆、坚果以及植物油。

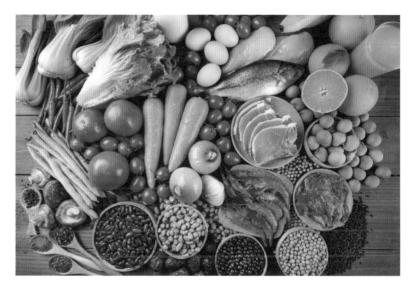

常见维生素的食物来源

我国居民维生素缺乏的现象普遍存在。预防维生素缺乏可以从以下两个方面着手。

食物多样，不挑食偏食。不同维生素的食物来源有所差别，谷薯类、蔬菜水果类、鱼禽肉蛋类、大豆坚果类等食物所含维生素种类不同。因此，我们的日常饮食应该种类多样，平均每天摄入 12 种以上食物，每周摄入 25 种以上，从而确保各类维生素的充足摄入。不吃肉、蔬菜水果摄入不足都会导致维生素的缺乏。

合理食用维生素补充剂。在一些特殊情况下，如新鲜食物得不到充足的供应、通过食物摄入的维生素含量未能达到推荐摄入量或消耗量较大、对维生素吸收较差，人们可以适当服用维生素补充剂，以维持体内维生素的水平，但切记要在医生指导下服用，不要盲目服用，以防维生素摄入过量给身体带来危害。

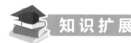

知识扩展

如何预防维生素 D 缺乏

　　维生素 D 可以促进小肠对钙的吸收，其缺乏可能引起佝偻病、骨质软化或骨质疏松症。因此，预防维生素 D 缺乏十分必要。维生素 D 的主要食物来源是海水鱼、肝脏、蛋黄等动物性食品以及鱼肝油制剂。除了可以通过食物获取，维生素 D 可以由皮肤合成。经常晒太阳是人体获取充足有效维生素 D 的最好方式。因此，建议每天日光照射，平均户外活动 1～2 小时，保证体内维生素 D 的充足。

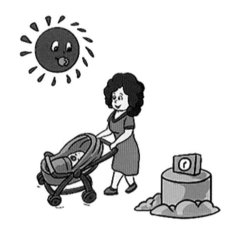

晒太阳

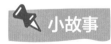 **维生素 C 的发现之旅**

　　在地理大发现时期，轮船在海上航行数月，船员只能食用罐头、面包、鱼类和脱水食物，几乎吃不到新鲜水果或蔬菜。久而久

之，许多船员都出现了牙齿脱落、疲乏易怒、极其消瘦等症状，这种病在当时被称为坏血病。当这些水手登陆后，开始吃"酸性水果"，这些症状就会在一到两个星期内消失。正是发现了这一点，航海家将橘子及柠檬或柠檬汁添加到船员日常饮食中。

后来经过研究，科学家们发现这些水果、蔬菜中都含有一种物质并将他命名为维生素 C，而坏血病的发生正是由于人体内长期缺乏维生素 C 引起的。当身体内补充了适量的维生素 C，坏血病就不治而愈了。

矿物质

小李最近正在为家里刚满月的小宝发愁，不知什么原因，小宝总是在夜间突然惊醒，啼哭不止，并且出汗很多，后脑勺也出现了枕秃。喂母乳也不喝，不管怎么哄也没用。小李焦急万分，这到底是怎么回事呢？跟同事交流被提醒可能是缺钙，连忙带着小宝去了医院，经医生诊断，小宝确实是因为缺钙才出现了这些症状。

 小课堂

如何摄入充足的矿物质

钙、铁、锌、碘等元素被认为是构成人体组织、参与机体代谢、维持生理功能所必需的矿物质元素。它们在人体内的分布极不均匀，也承担着不同的功能。例如，钙和磷主要分布在骨骼和牙齿，维持骨骼和牙齿的健康；铁主要分布在红细胞，维持正常的造血功能。碘分布在甲状腺，参与甲状腺素的合成。

矿物质在体内不能合成，必须从饮食和天然水中摄取。不同种类食物所富含的矿物质不同，差异较大。奶及奶制品含钙量高且生物利用率高，海带紫菜富含碘，红色肉类中含有铁。天然水中含有大量的矿物质元素，并容易被机体吸收。

尽管食物是获得维生素和矿物质的最佳途径，但当摄入不足、消耗增加、生理需求增加时，容易造成人体矿物质缺乏，此时矿物质补充剂是很好的选择。特别提醒：服用之前务必咨询医生或营养师，不可盲目服用，并避免过度依赖补充剂。并且，**补充剂不能替代饮食补充矿物质**。

除了通过饮食和膳食补充获得足够的矿物质外，适量运动也是确保身体健康的关键。适量运动增强身体的免疫力，改善新陈代谢，有助于促进身体对矿物质的吸收。

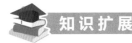

知识扩展

易缺乏矿物质的主要食物来源

为了保证矿物质的充足摄入，我们应该保证食物多样，注重膳食的均衡性，避免挑食或偏食等不健康的饮食行为。时刻关注自己的健康状态和营养需求，当发现自己存在某些矿物质缺乏的时候，要尽可能选择富含这些营养素的食物。

易缺乏矿物质的主要食物来源

矿物质	主要食物来源
钙	奶及奶制品、大豆及其制品
铁	红肉及动物内脏
锌	贝壳类产品、红肉及动物内脏
硒	海产品和动物内脏
碘	海带、鱼虾等海产品

误区解读

身体内的矿物质越多越好

有些老百姓认为，矿物质对身体有着重要的作用，体内含量越多越好，因此，每天都要吃复合矿物质补充剂。**实则不然**，某些矿物质元素在体内的生理剂量和中毒剂量范围较窄，摄入过多易产生毒性作用，造成器官受损，给机体带来不可逆的损伤，严重者可致死亡。此外，矿物质之间存在着协同或拮抗作用。一种矿物质元素可以影响另一种矿物质的吸收。比如摄入过多的铁会抑制锌的吸收与利用。因此，盲目过量补充矿物质可能导致体内矿物质水平的失衡，事倍功半。

小故事　硒与克山病

克山病是心肌病的一种，主要临床特征包括心肌坏死、明显心脏扩大、心功能不全和心律失常。我国科学家经过流行病学调查，

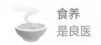
发现克山病发病地区的水、土壤等地理环境中硒元素含量偏低，人群的血硒和发硒水平明显偏低；水土中硒含量较高的地区，此病极少出现或不出现。通过对患者补硒，流行于缺硒地区的克山病得以控制。缺硒是发生克山病的重要原因这一结论也是我国科学家首先证实的。

水

炎炎夏日，刚上完体育课的同学们一窝蜂地跑到商店购买冰镇矿泉水，将冰镇水一饮而尽，可谓是"透心凉"。但刚走到教室坐下没多久，小明却感到头晕，肚子突然开始疼痛，想吐，老师急忙将小明送到医院。经医生诊断，小明是因为短时间饮用了大量冷水，肠胃受到刺激才出现了这些症状。

 小课堂 ·

如何做到科学饮水

生命的延续离不开水。水不仅是构成人体组织的主要成分，还具有参与体内新陈代谢、维持体液正常渗透压及电解质平衡、调节体温、润滑等多种生理功能。而随着生活节奏的加快，饮水量不足已成为我国居民当中的普遍现象。科学研究表明，饮水不足会降低机体的认知能力、身体活动能力，增加肾脏及泌尿系统感染的发生风险；增加饮水量和排尿量可能降低泌尿系统疾病的发生风险。因此，科学饮水至关重要。科学饮水需做到以下几点。

　　主动饮水，少量多次。感觉口渴是身体明显缺水的信号，因此，不要等到口渴了再喝水，而是应该主动喝水，喝水可以在一天的任意时间，每次 1 杯，每杯约 200 毫升，建议早晚各喝一杯水，进餐前不要大量饮水，否则会冲淡胃液，影响食物的消化吸收。

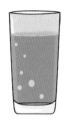

饮用水

　　足量饮水，首选白开水。饮水不足会影响机体的正常生理功能。因此，应足量饮水。温和气候条件下，低身体活动水平的成年人每天应喝 7～8 杯水。当然，处于不同环境、生理状态的人对水分的需求也会发生改变，可通过口渴、排尿次数、尿液量和尿液颜色来判断自己是否缺水，从而及时补充水分。白开水廉价易得，安全卫生，也不会给机体增加能量，如果觉得没有味道，可以在水中加入柠檬片、薄荷叶等，改善口感。

　　饮水温度适宜，不宜过高或过低。口腔和食管表面黏膜的温度一般为 36.5～37.2℃，适宜的饮水温度在 10～40℃，过高会给口腔和食管造成损伤，过低会刺激肠胃以及血管，引起胃绞痛、头痛、呕吐等症状。

 知识扩展

喝水也会中毒

　　夏季高温，很多人为消暑大量饮水，但却得不偿失，出现了头痛、恶心等症状，严重者出现了恍惚、昏迷的症状，这其实是水中毒的表现。当喝入大量水超过肾脏的排出能力时，就可能引发急性水中毒。体内的过量水分提高了血液的含水量，降低了含钠量，进而导致盐分和水分不平衡。严重失衡时，可能引起低钠血症，患者会出现脑涨、头痛等现象，甚至引发精神迟钝、昏迷、惊厥和死亡。

但这种情况较少见，一般是在机体患有疾病时，如肾脏疾病、肝脏疾病或充血性心力衰竭的状态下，或在高温状态下短时间摄入过量的水时可能出现。因此，过量饮水对机体的危害也不容忽视。

 误区解读

千滚水能致癌

反复烧开的水被形象地称作千滚水，在很多人眼里千滚水是不能喝的，会致癌。理由是把水反复烧开，会让水中的亚硝酸盐的含量超标，喝多了对身体有害，甚至会让自己得癌症。**这其实是一种错误认识**，科学实验结果显示，自来水中的亚硝酸盐含量为 0.007 毫克 / 升，烧 1 次后为 0.021 毫克 / 升，连续烧开 20 次的千滚水，亚硝酸盐的含量为 0.038 毫克 / 升，而 GB 5749—2006《生活饮用水卫生标准》规定：生活饮用水中的亚硝酸盐含量不可超过 1 毫克 / 升。可见，多次烧开后的水，仍远低于国家生活饮用水 1 毫克 / 升的标准。因此，千滚水的亚硝酸盐含量并不超标，是安全的。

小故事　水是生命之源

有句俗语说"女人是水做的，男人是泥做的"。事实上，人体平均含水量在 55%～60%，成年男性体内含水量为 60%～65%，成年女性体内含水量是 50% ~ 60%，男性肌肉比例比女性的高，而肌肉的含水量比较大，所以男性的水分含量会比女性的多。但无论男性还是女性，都离不开水。水不只在血液里存在，成年人的大脑和心脏大约四分之三是水，肺部含有 83% 的水，就连看起来比较干的人体骨骼含水量也有 31%。因此水是人体最重要的组成部分，我们要足量饮水。

植物化学物

　　大壮妈妈 46 岁了，近期有潮热、失眠等症状，情绪波动也比较明显，最主要的是本来很规律的月经，也开始没有什么规律了。经医生诊断，大壮妈妈这些表现都是女性进入围绝经期的表现，建议适当补充大豆异黄酮，大豆异黄酮因其具有雌激素样作用，可以改善围绝经期综合征。大壮妈妈吃了一段时间的大豆异黄酮，身体状况的确有了明显的好转。大壮妈妈又有了新的担心，自己正在读高中的儿子经常喝豆浆、吃各种豆制品，儿子的生长发育会不会受到影响？

 小课堂

植物化学物都有哪些

　　据统计，植物能产生上百万种化合物，它们在植物抵御环境胁迫过程中发挥着重要作用。植物化学物种类繁多，包括多酚类、生物碱、有机硫化物、萜类化合物等，其中多酚类植物化学物得到了最为广泛的研究，其根据结构特征又可分为：黄酮类、酚酸类、二苯乙烯类、木酚素类及其他多酚类。黄酮类进一步又可分为黄酮醇、黄烷酮、黄烷 -3- 醇、黄酮、花青素和异黄酮六个亚类。近年来，关于多酚类植物化学物的研究已成为国内外营养科学研究领域的热点。

具有预防慢性疾病功效的植物化学物已成为指导人类合理膳食的健康行为准则，《中国居民膳食指南（2022）》准则三指出，多吃蔬果、奶类、全谷、大豆，并要求"餐餐有蔬菜，保证每天摄入不少于 300 克蔬菜，深色蔬菜应占 1/2"，其重要依据就是深色蔬菜中含有更多有益人体健康的植物化学物。

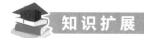
知识扩展

植物化学物有什么益处

流行病学资料显示，增加植物性食物的摄入量可降低慢性疾病的发病风险，这与植物性食物富含各种功能性化合物有关。植物化学物具有多种生理作用，在抗癌、抗氧化、免疫调节、抗微生物、抗炎、降低胆固醇、调节血糖等方面均具有良好的生物学作用。

通过对 200 多项流行病学研究结果进行分析，证实大量食用蔬菜和水果可以预防人类多种癌症。通常，摄入蔬菜和水果量大的人群较摄入量小的人群癌症发生率低 50%。新鲜（生）蔬菜和沙拉可明显降低癌症发生的危险性，对胃肠道、肺和口腔 / 喉的上皮肿瘤证据最充分，但对激素相关肿瘤的证据较少。

花色苷具有抗氧化、抑制炎症反应、改善视力、降低 2 型糖尿病和心血管疾病风险等作用，其特定建议值为每天 50.0 毫克。

　　大豆异黄酮是大豆中含有的一种植物化学物。大豆异黄酮可以与不同组织器官的雌激素受体结合，发挥类雌激素或拮抗内源性雌激素的作用。它可以改善围绝经期综合征，还具有降低女性乳腺癌发病风险、改善绝经后骨质疏松、抗氧化等生物学作用。绝经前女性降低乳腺癌发生风险的大豆异黄酮特定建议值为 55 毫克 / 天，绝经后女性降低乳腺癌发生风险、改善围绝经期综合征和绝经后骨质疏松症的特定建议值为 75 毫克 / 天。

　　值得一提的是，植物化学物中大豆异黄酮、槲皮素和白藜芦醇还具有改善骨健康的作用。

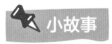 **从抗营养物质到植物活性成分**

　　植物化学物是生物进化过程中植物维持其与周围环境相互作用的生物活性分子。过去我们认为并一直强调植物化学物是天然毒物并对人体健康有害，或因限制营养素的利用认为其是抗营养物质，故未对植物化学物生物学作用进行深入研究。三十多年来，植物化学物具备预防甚至治疗慢性疾病的生物活性逐渐被认识。对植物化学物的重新认识已被誉为现代营养学发展过程中的里程碑，其重要意义可与抗生素、维生素的发现相媲美。

有益健康的植物
化学物

答案：1. B；2. D；3. ×

健康知识小擂台

单选题：

1. 优质蛋白质主要来源于（　　）

    A. 水果 　　　　　　　　B. 肉、蛋、奶

    C. 蔬菜 　　　　　　　　D. 谷类

2. 可以提供较丰富的膳食纤维食物是（　　）

    A. 全谷物

    B. 豆类

    C. 蔬菜 / 水果

    D. 以上都是

判断题：

3. 合理膳食的特点是以动物性食物为主。（　　）

能量及营养素概
述自测题

（答案见上页）

各类食物的营养价值

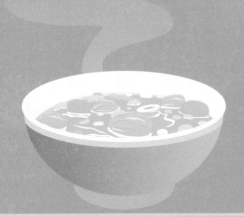

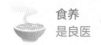
食物的营养价值是指某种食物所含营养素和能量能满足人体营养需要的程度，既取决于其所含营养素的种类、数量，也取决于各营养素间的相互比例是否适宜以及是否易被人体消化、吸收和利用。本部分将对各类食物的营养价值进行介绍，让读者了解各类食物营养价值对健康的重要性。同时读者还能通过本章了解到各类食物的其他营养知识。

谷薯类

19 岁的婷婷突然晕倒在家。医生检查发现，她全身多脏器因营养不良而功能减退。原来，身高 167 厘米的婷婷希望保持身材，通过节食控制体重。"一天不吃主食，拒绝碳水，只吃代餐、蔬菜和水果。"婷婷说，一学期她从 40 千克减到 30 千克，但经常没力气、掉头发，心率只有正常人的一半。目前，婷婷已转入普通病房，但仍需要输液和吸氧。

 小课堂 ● ● ● ● ● ● ● ● ● ● ● ● ● ● ● ●

1. 什么是谷薯类食物

谷类主要包括小麦、大米、玉米、小米及高粱等，薯类包括马铃薯、番薯、木薯等。我国居民膳食以大米和面粉为主，故称之为主食，而我国居民所称的杂粮通常包括了除米面以外的谷类和豆类。谷类食物也是我国居民能量、蛋白质、部分矿物质及 B 族维生素的重要来源。

2. 谷类的营养成分包括什么

全谷物由谷皮、糊粉层、胚乳和胚等四个部分构成，各种营养成分在谷粒中的分布不均匀。谷类食物中的营养素种类和含量因谷物的种类、品种、产地、施肥以及加工方法的不同而有差异。

蛋白质： 谷类蛋白质含量一般在 7.5% ~ 15.0%，根据溶解度不同，可将谷类蛋白分为四类，即清蛋白、球蛋白、醇溶蛋白、谷蛋白，其中醇溶蛋白和谷蛋白是谷类中含量较丰富的蛋白质。小麦的谷蛋白和醇溶蛋白具有吸水膨胀性，适宜于制作成各种面点。

碳水化合物： 谷类中碳水化合物含量高，是碳水化合物最经济的来源。谷类淀粉分为直链淀粉和支链淀粉。直链淀粉和支链淀粉的比例因谷类品种不同而有差异，如普通玉米淀粉约含 26% 的直链淀粉，而糯玉米、黏高粱和糯米淀粉几乎全为支链淀粉。

脂肪： 谷类脂肪含量普遍较低，为 1% ~ 4%，主要集中在糊粉层和胚芽，在谷类加工中，易转入糠麸中。玉米胚芽中脂肪含量一般在 17% 以上，常用来加工成玉米胚芽油，其中不饱和脂肪酸含量达 80% 以上，且主要为亚油酸和油酸。

矿物质： 含量为 1.5% ~ 3.0%，主要是磷和钙，多以植酸盐形式存在，主要存在于谷皮和糊粉层中，加工容易损失。

维生素： 谷类是 B 族维生素摄入重要来源，如维生素 B_1、维生素 B_2、烟酸、泛酸和维生素 B_6，主要存在于糊粉层和胚芽中，精加工后易大量损失。玉米和小米含少量胡萝卜素，玉米和小麦胚芽中含有较多的维生素 E。玉米中的烟酸为结合型，不易被人体利用，经加碱后可转化为游离型烟酸，提高吸收率。

此外，谷类含有多种植物化学物，包括黄酮类化合物、酚酸类物质、植物固醇、类胡萝卜素等，主要存在于谷物麸皮部位，含量因不同品种有较大差异。在所有谷类食物中，荞麦中黄酮类化合物最高。花色苷广泛存在于黑米、黑玉米等黑色谷物中，具有抗氧化、抗癌、抗突变、改善近视、保护肝脏和减肥等作用。在谷物麸皮中酚酸的含量由高到低的顺序依次为：玉米＞小麦＞荞麦＞燕麦，酚酸可以预防结肠癌等慢性疾病。玉米黄素属于类胡萝卜素，以黄玉米含量最高，营养价值较高。

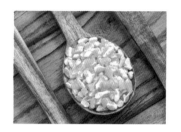

玉米制品

3. 薯类的营养成分包括什么

薯类包括马铃薯、芋头、山药、豆薯等，淀粉含量8%～29%，蛋白质和脂肪含量较低，含一定量的维生素和矿物质，并富含各种植物化学物。马铃薯中酚类化合物含量较高，多为酚酸物质。山药块茎主要含山药多糖、胆甾醇、麦角甾醇、多酚氧化酶、植酸及皂苷等多种活性成分，这些化学成分是山药营养价值和生物活性作用的主要物质基础。

 知识扩展

如何做到谷物为主

餐餐有谷类：一日三餐都要摄入充足的谷类食物。每餐都应该有谷类食物烹制的主食，可以选用不同种类的谷类食物，采用不同的烹调加工方法，制作成不同风味与口味的主食。大米可以做米饭、米粥、米粉、年糕或米糕等；小麦可以做馒头、面条、烙饼、面包、疙瘩汤、饺子、馄饨或包子等；其他杂粮也可以通过加工成粉末后加入大米粉或小麦粉中的方式，做成各式的中式点心。目前，居民所摄入的谷类基本都是精加工的大米和面粉，这样的谷类组成不利于健康。每天摄入的谷类须保持 1/4～1/2 全谷物或杂豆。因此，一日三餐中至少应有一餐的谷类食物有全谷物或杂豆。

在外就餐，勿忘主食：在外就餐特别是聚餐时，容易忽视主食。点餐时，宜先点主食和蔬菜类，不能只点肉菜；就餐时，主食和菜肴同时上桌，不要在用餐结束时才把主食端上桌，从而发生主食吃得很少或不吃主食的情况。

奶类及奶制品

逛超市买酸奶，看着货架上琳琅满目摆放得满满的印有"酸奶"字样的瓶罐，是不是有点头晕？这时一定要睁大眼睛，把真正的酸奶选出来。那它们各自有怎样的特点呢？

 小课堂

奶类及奶制品可以为人体提供哪些营养

奶类是营养素齐全、容易消化吸收的一种优质食品，也是各年龄组健康人群及特殊人群（如婴幼儿、老年人、患者等）的理想食品。奶类主要是由水、脂肪、蛋白质、乳糖、矿物质、维生素等组成的一种乳胶体，水分含量占 86%～90%。人乳较牛乳蛋白质含量低，且酪蛋白比例低于牛乳，以乳清蛋白为主。

奶制品包括巴氏杀菌乳、灭菌乳（超高温灭菌乳、保持灭菌乳）、调制乳、发酵乳、炼乳等。

巴氏杀菌乳是指仅以生牛（羊）乳为原料，经巴氏杀菌等工序制得的液体产品。超高温灭菌乳是以生牛（羊）乳为原料，添加或不添加复原乳，在连续流动的状态下，加热到至少132℃并保持很短时间的灭菌，再经无菌灌装等工序制成的液体产品；保持灭菌乳以生牛（羊）乳为原料，添加或不添加复原乳，无论是否经过预热处理，在灌装并密封之后经灭菌等工序制成的液体产品。调制乳以不低于80%的生牛（羊）乳或复原乳为主要原料，添加其他原料或食品添加剂或营养强化剂，采用适当的杀菌或灭菌等工艺制成的液体产品。这三种形式的产品是目前我国市场上流通的主要液态乳，除维生素 B_1 和维生素 C 有损失外，营养价值与新鲜生牛乳差别不大，但调制乳因其是否进行营养强化，可能差异较大。发酵乳也就是我们常见的酸奶，经过乳酸菌发酵后，乳糖变为乳酸，蛋白质凝固，游离氨基酸和肽增加，脂肪不同程度水解，从而形成独特的风味，营养价值更高，如蛋白质的生物价提高，叶酸含量增加1倍。酸奶更容易消化吸收，还可刺激胃酸分泌。发酵乳中的益生菌可抑制肠道腐败菌的生长繁殖，防止腐败胺类产生，对维护人体的健康有重要作用，酸奶不仅保留了牛奶中营养而且比牛奶更容易吸收，对乳糖不耐受的人更适合。炼乳是一种浓缩乳，经高温灭菌后，

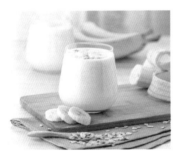

奶类

维生素受到一定的破坏，因此添加维生素以强化，按适当的比例稀释后，其营养价值基本与鲜乳相同。调制乳粉一般是以牛乳为基础，根据不同人群的营养需要特点，对牛乳的营养组成成分加以适当调整和改善、调制而成，使各种营养素的含量、种类和比例接近母乳，更适合婴幼儿的生理特点和营养需要。

 知识扩展

酸奶冷冻后还有营养价值吗

酸奶是以牛奶为原料，经过巴氏杀菌后，添加有益菌（发酵剂），经发酵，再冷却灌装的一种牛奶制品。目前市场上酸奶制品多以凝固型、搅拌型和添加各种果汁果酱等辅料的果味型为多。酸奶不但保留了牛奶的所有优点，而且经加工扬长避短，成为更加适合人类的营养保健品。但酸奶冷冻后，蛋白质和其他营养成分会发生变性，使营养遭受损失，因此酸奶不宜冷冻，冷藏即可。

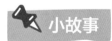 **"长寿菌"的发现**

20世纪初，俄国科学家梅契尼科夫在保加利亚发现当地有很多百岁老人，为了找到人们长寿的原因，他潜心研究，发现当地人的饮食习惯中有每天饮用酸奶的习惯，而这些酸奶中含有大量的乳酸菌。经过梅契尼科夫长时间的调查发现：这种菌能够平衡人体肠道健康，保持身体活力，延缓衰老。

1908年，梅契尼科夫发表"长寿学说"，该菌被命名为保加利

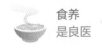
亚乳杆菌，梅契尼科夫因在乳酸菌研究方面的贡献，被人们称为乳酸菌之父。

蛋类

小王刚生产完，婆婆说要给她增加营养，以促进乳汁分泌，要求她一天必须吃 5 个鸡蛋。婆婆的这种做法正确吗？

 小课堂 ··················

蛋类有哪些营养价值

蛋类主要包括鸡蛋、鸭蛋、鹅蛋、鹌鹑蛋和鸽蛋等，我们平时食用较多的是鸡蛋。蛋制品是以蛋类为原料加工制成的产品，如皮蛋、咸蛋、糟蛋、冰蛋、干全蛋粉、干蛋清粉及干蛋黄粉等。

蛋壳的颜色有白色有棕色，蛋壳的颜色由蛋壳中的原卟啉色素决定，与蛋的营养价值关系不大。蛋黄的颜色受禽类饲料成分的影响，如饲料中添加 β- 胡萝卜素可以增加蛋黄中的 β- 胡萝卜素水平，而使蛋黄呈现黄色或橙色等鲜艳颜色。

蛋类的宏量营养素含量稳定，微量营养素含量受产蛋鸡品种、饲料、季节等多方面的影响。蛋白质含量一般在 10% 以上。蛋白质含量在蛋清中较低，蛋黄中较高，加工成咸蛋或皮蛋后，蛋白质含量变化不大。蛋清中含脂肪极少，98% 的脂肪集中在蛋黄中，呈乳化状，分散成细小颗粒，易消化吸收。蛋类胆固醇含量较高，主要集中在蛋黄。但适量摄入鸡蛋并不明显影响血清胆固醇水平和心血管疾病的发病风险。蛋类含碳水化合物较少。蛋类的矿物质主要存在于蛋黄内，包括磷、钙、钾、钠、铁、镁、锌、硒等矿物质；蛋清中含量极低。蛋类维生素含量较为丰富，主要集中于蛋黄，以维生素 A、维生素 E、维生素 B_2、维生素 B_6 和泛酸为主，也含有一定量的维生素 D、维生素 K 等，维生素种类相对齐全。因此，蛋类是小儿、老年人、产妇以及肝炎、结核病、贫血、手术后恢复期等患者的良好补品。

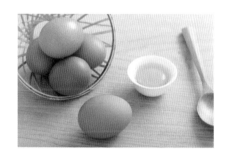

蛋类

知识扩展

每天吃几个鸡蛋好

鸡蛋营养丰富，蛋黄是鸡蛋营养素种类和含量集中的部位，不能丢弃。可采用煮、炒、煎、蒸等方法烹饪鸡蛋。

从营养学角度讲，一般正常人每天吃 1 ~ 2 个鸡蛋，就能满足营养需求。鸡蛋中胆固醇含量很高，吃多了会导致血清中胆固醇含量过高。多吃鸡蛋还会造成营养过剩，导致肥胖，而且还会影响人体对其他食物营养的吸收，造成营养不均衡。长期多吃鸡蛋，还可能引起营养不良。鸡蛋分解后产生的含氮废物，还会加重肾脏和肝脏的负担。一次食用过量鸡蛋也会导致人体肠胃的消化系统受到一定的影响，出现消化不良的情况，所以在食用鸡蛋的时候要遵循适量的原则。

误区解读

蛋黄越黄，营养越好

蛋黄颜色与其含有的色素有关，其中一些色素如胡萝卜素等的确具有营养价值。如胡萝卜素是维生素 A 的前体，有助于保护视力和免疫系统健康。但是，蛋黄颜色深浅并不一定意味着其中的营养成分含量高低。从营养角度来看，我们应该更注重蛋黄中的真实营养成分含量，而不是只关注它的颜色。优质的饲料和适宜的饲养方式，有助于获得营养含量更高的蛋黄。同时，我们也可以通过多样化饮食，摄入其他富含维生素和矿物质的食物，来获得全面的营养。

禽肉类

小李今年 28 岁，平时工作压力大，最大的爱好是吃，经常通过吃东西缓解压力，几乎天天吃烧烤，多则几十串，少则十几串。不过心灵放松了，身体遭了殃，每次吃完都会出现胃不舒服、肚子疼甚至拉肚子，这可如何是好？

 小课堂

肉类怎么吃

我们通常所吃的肉类包括畜禽肉类和鱼虾类。畜肉类来源于猪、牛、羊等牲畜。禽肉类来源于鸡、鸭、鹅、鸽等。鱼虾类包含淡水鱼，如鲫鱼、鲤鱼、草鱼、黑鱼等；海水鱼，如带鱼、鳕鱼、三文鱼、多宝鱼等；各种虾、蟹、贝类等水产品也属于广义上的鱼类。

肉的种类可以用"几条腿"来概括，四条腿的（如猪、牛、羊等畜肉）不如两条腿的（如鸡、鸭、鹅等禽肉），两条腿的不如没腿的（鱼等水产品类）。

畜肉：因所含的肌红蛋白较多，烹饪之前呈现红色，被称为红肉。优点是富含吸收利用率高的血红素铁和其他矿物质。缺点是脂肪含量高且以饱和脂肪酸为主，相比白肉更容易增加体内炎症，过量摄入可增加 2 型糖尿病和结直肠癌等疾病的发病风险。

禽肉：脂肪含量相对较低，脂肪酸组成优于畜肉，只要不过量食用，一般不会增加慢性疾病风险。

鱼肉：除含有较多优质蛋白质、矿物质、维生素外，还含有较多的 ω-3 脂肪酸，有些还富含二十碳五烯酸（EPA）、二十二碳六烯酸（DHA），在一定程度上能预防心血管疾病等慢性疾病的发生。

吃肉优先考虑选择鱼肉和禽肉等白肉，对于有贫血风险的女性，可以适当增加摄入红肉的次和量，因为红肉可以补铁。同时也要注意多种类交替食用，红白搭配才能保证营养均衡。人们可以根据自身的口味和需要去交替进食。少吃烟熏、腌制肉，不食用野生动物。

成人推荐摄入量：畜禽肉 40～75 克/天，水产品 40～75 克/天。

部位选择：优先选择鸡胸、里脊等低脂肪肉，较少选择五花、牛腩、肥牛、排骨等高脂肪肉。

烹饪：多蒸煮，少烤炸，生熟分开，煮熟煮透。

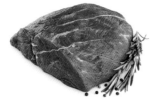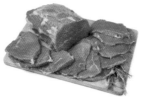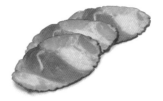

畜肉类

 知 识 扩 展

患者该如何选择肉类

　　肉类所含的蛋白质为优质蛋白质，为促进和维护人体健康必需的营养物质，但也不是多多益善。不同疾病状态选择肉类有讲究。

　　糖尿病、脑卒中、冠心病、高脂血症等患者：仍需要摄入充足的优质蛋白质，不能将肉"一棒子打死"，宜增加鱼肉、禽肉等白肉的摄入，减少红肉、肥肉、动物内脏、猪蹄、鸡爪及动物脑等富含饱和脂肪酸及胆固醇的食物，避免病情加重。

　　术后恢复期患者：因手术创伤出血，宜增加畜、禽瘦肉及鱼虾的摄入，红肉和白肉搭配进食，补充优质蛋白质和铁利于身体康复。

　　肿瘤患者：避免大量进食畜类红肉，优质蛋白质来源以禽类、鱼虾、豆制品、蛋、奶等为主，禁食油炸、烟熏、烧烤、腌制肉类。

　　高尿酸血症及痛风的患者：进食的瘦肉须焯水，根据血尿酸化验指标及症状调整肉类进食量，急性痛风发作时禁止喝肉汤，不吃动物内脏、海鲜等，减少嘌呤的摄入。

　　慢性肾功能不全的患者：宜根据肾功能损伤情况，限制每日蛋白质的供给，不能过量食用肉类，避免加重肾脏负担。

慢性呼吸系统疾病者： 如呼吸困难，体力消耗较大，宜搭配进食红肉和白肉，保证充足的热量及蛋白质摄入。

严重的疾病状态： 肉类的进食量需要考虑具体病情、年龄、身高、体重、体力活动量等，由医师或营养师进行综合评价，与其他食物进行合理搭配，动态调整营养治疗方案，不能一概而论。

 误区解读

经煎烤炸，肉类味道更好，不会对身体造成伤害

如果吃的方式不正确，就会增加患病风险。在烧烤或油炸肉类时，肉类营养素遭受破坏，不仅营养损失大，而且热量也升高很多。此外，由于温度较高，容易产生一些致癌化合物污染食物。如烤牛肉、烤鸭、烤羊肉、烤鹅、烤乳猪等，烤焦的部分含有致癌物质苯并芘；肉经过煎炸，会产生致癌物质多环芳烃。因此，蒸、白灼、水煮、少油煎会比炸、腌、熏、卤更健康。

干豆类

大豆有植物肉的美称，作为蛋白质含量高达 35%～40% 的食物，大豆算得上是最佳的植物蛋白来源之一。因为豆制品营养丰富，43 岁的老王将其当作保健品，连续两个月，餐餐有豆，结果因胃痛、胃胀到医院检查。经检查，老王患有慢性

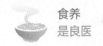
浅表性胃炎，因为常吃豆制品刺激胃酸分泌，引起胃肠胀气。豆类的营养非常丰富，脂肪含量很低，是很好的健康食品，食用过量也可能引起不适。

 小课堂 ● ● ● ● ● ● ● ● ● ● ● ●

豆制品的营养成分有差别

我们说的豆制品，通常是指大豆制品，也包括其他豆类加工而成的制品。豆类作物按营养成分含量的不同分为大豆和杂豆（除大豆以外的其他豆类）两类。大豆包括黄豆、青豆和黑豆。大豆含有较高的蛋白质（35%～40%）和脂肪（15%～20%）；大豆的碳水化合物含量相对较少（20%～30%）。大豆不仅蛋白质含量高，而且大豆蛋白质中的氨基酸模式较好，和动物蛋白相似，有较高的营养价值，是唯一上榜的植物来源优质蛋白质。杂豆类包括赤豆、芸豆、绿豆、蚕豆、豌豆等。与大豆相比，杂豆中碳水化合物含量较高（55%～65%），蛋白质含量低于大豆（10%～30%），脂肪含量低于 5%。杂豆的营养素含量与谷类更接近，不过蛋白质的氨基酸模式比谷类好，B 族维生素含量比谷类高，且富含钙、磷、铁、钾、镁等矿物质。

大豆经过不同的工艺，被制作成了上百种风味的豆制品：如豆浆、豆腐、豆腐干、豆腐丝、豆腐脑、豆腐皮、香干等非发酵豆制品，以及口味较重的臭豆腐、腐乳、豆瓣酱、酱油等发酵豆制品。不同的豆制品的营养成分是不同的。

非发酵豆制品。豆浆：将大豆用水泡后磨碎、过滤、煮沸而成，营养成分含量因制作过程加入水的量不同而不同，易于消化吸收。豆腐：是大豆经过浸泡、磨浆、过滤、煮浆等工序而加工成的产品，加工过程中大量的粗纤维和植酸被去除，胰蛋白酶抑制剂和植物血细胞凝集素被破坏，提高了营养素的利用率。豆腐中蛋白质含量为 5% ~ 6%，脂肪含量为 0.8% ~ 1.3%，碳水化合物含量为 2.8% ~ 3.4%。豆腐干：豆腐干在加工的过程中，损失了大量的水分，营养成分浓缩，而豆腐丝、豆腐皮的水分含量更低，蛋白质含量可达 20% ~ 45%。

发酵豆制品。发酵不仅可以使蛋白质部分降解，提高消化率；而且能产生游离氨基酸，增加豆制品的鲜美口味；还可以使豆制品中的维生素 B_2、维生素 B_6 及维生素 B_{12} 的含量增高，是素食人群补充维生素 B_{12} 的重要食物。同时经过发酵，大豆中的胀气因子（棉子糖、水苏糖）被微生物分解，因此食用发酵的豆制品不会引起胀气。

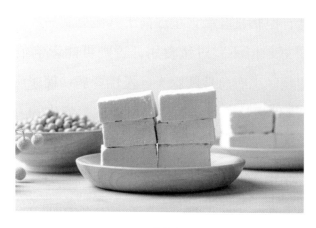

豆制品

知识扩展 //////

怎么选豆制品

豆制品种类繁多，每种豆制品都有自己的营养优势。

补水润燥——喝豆浆。一般来说，制作豆浆时大豆与水的比例为 1：18 ~ 1：20。这个比例的豆浆，既有浓郁的豆香，还保留了原料中大多数有益成分。

补钙——选豆腐。制作豆腐等豆制品过程中，常会用到含钙离子的凝固剂，使得豆腐中的含钙量显著提升。豆腐制品如豆腐干、豆腐丝等，同样是含钙大户。

补充 B 族维生素——吃发酵豆制品。豆瓣酱、豆豉、豆腐乳等经过发酵的豆制品，B 族维生素含量大幅增加。不过，豆腐乳、豆豉等含盐量较高，只能少量佐餐食用。

补膳食纤维——吃豆渣。制作豆浆后的豆渣可以二次利用，虽然钙含量较低，但膳食纤维含量远高于其他豆制品。

豆制品虽好，但不宜过量食用，否则可能影响消化，出现腹胀、腹泻等症状。患有急性胰腺炎、慢性肾病、糖尿病（肾功能严重下降者）、慢性胃病、肾结石、高血钾症等疾病的人，最好不要吃豆制品。

 误区解读

可以用豆浆代替牛奶吗

豆浆和牛奶是不同种类的食物，豆浆中的蛋白质和牛奶相当，易于消化吸收，饱和脂肪酸低于牛奶，不含胆固醇，且富含植物甾醇，尤其适合老年人和心血管患者饮用。但豆浆中钙含量远低于牛奶。所以，二者在营养上各有特点，最好两种搭配饮用。在喝豆浆时，应注意加热煮沸，因为生豆浆中含有植物红细胞凝血素，大量食用未完全煮沸的豆浆数小时后可引起头晕、头疼、恶心、呕吐、腹痛、腹泻等症状；而且大豆中的不饱和脂肪酸经过氧化后可降解产生醇、酮、醛等小分子挥发性物质，有豆腥味和苦涩味。加热煮透就可以将大豆中的植物红细胞凝血素和不饱和脂肪酸破坏掉，让豆浆喝起来既美味又安全。

蔬菜和菌藻类

大家常说，如果便秘要多吃点儿蔬菜，29 岁的小陈却因为多吃蔬菜，导致便秘进了医院。小陈感觉蔬菜吃得越多，腹胀越厉害，大便越拉不出，又吃了好多山芋，大便更硬。原来，组成粪便的 1/3 是肠道细菌，2/3 是食物残渣，食物残渣主要成分是蔬菜膳食纤维，在小肠不能被吸收，但在结肠会被细菌利用分解、软化，产生短链脂肪酸。在便秘初期多吃蔬菜可以改善便秘，但肠道菌群数量不足，过多的食物残渣没得到充分发酵，此时再增加蔬菜摄入量，会产生更多的食物残渣，肠道无从处理，就会导致大便更硬。那该如何吃蔬菜呢？

小课堂 ● ● ● ● ● ● ● ● ● ● ● ● ● ● ●

蔬菜会给人体提供什么营养

古人说"三日可无肉，日菜不可无"，可见蔬菜的重要性。蔬菜不仅物美价廉，更是补充营养的"一把好手"！

蔬菜普遍含有维生素、矿物质、膳食纤维和植物化学物，且能量较低，能增进食欲，帮助消化，对于满足营养素的需要、保持肠道正常功能以及降低慢性疾病的发生风险有重要作用。

蔬菜可以给人体提供膳食纤维，膳食纤维容易使人产生饱腹感，间接减少其他食物的摄入，并可以调节肠壁对葡萄糖和脂肪的吸收功能，促进脂肪分解，加速胃肠蠕动，从而帮助控制体重，同时养护肠胃。

蔬菜可以给人体提供维生素 C，维生素 C 能抗氧化、促进铁吸收、辅助提高抵抗力等。

蔬菜可以给人体提供维生素 E，维生素 E 又叫生育酚，在体内主要有 α、β、γ、δ 四种衍生物。维生素 E 是抗氧化"高手"，还是"免疫自稳大臣"，对调控血脂也有一定的好处。

蔬菜可以给人体提供叶酸，叶酸不仅能帮助预防胎儿神经管缺陷，在预防心血管疾病、预防贫血、辅助治疗慢性萎缩性胃炎等方面也都发挥着重要作用。

蔬菜可以给人体提供维生素 K，维生素 K 是补钙的好帮手，它能提高钙的利用率，增加骨钙沉积，还能减少钙在其他部位的沉积或排泄。简言之，维生素 K 能将钙带到人体真正需要的地方。

蔬菜可以给人体提供胡萝卜素，我们常说的胡萝卜素通常是指β-胡萝卜素，它可以转化成维生素A，帮助我们维持良好的暗视觉、维持皮肤黏膜的完整性、维持和促进免疫功能，以及促进生长发育和维持生殖功能。

蔬菜可以给人体提供钙元素，钙是骨骼的"砖头"，钙充足，骨骼才更强健。除了牛奶、豆制品外，不少蔬菜也含有丰富的钙元素，有的甚至比牛奶的含钙量还高，也可以作为补充。

蔬菜可以给人体提供类黄酮，黄酮类物质、花青素都有强大的抗氧化特性，能减少大脑中的氧化应激。

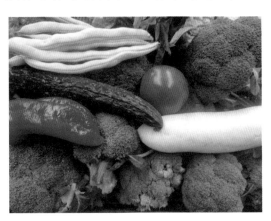

蔬菜可以给人体提供异硫氰酸盐，异硫氰酸盐及其代谢产物可以促进雌激素转化为2-羟基雌酮，进而弱化雌激素异常引起的乳腺细胞的增殖和癌变。

蔬菜

 知识扩展

如何更好地吃蔬菜

择菜有讲究： 择菜时不仅要丢弃变质、腐败的部分，还要小心别误丢营养价值高的可食部分，如富含铁、胡萝卜素的芹菜叶、莴笋叶等。

先洗后切： 尽量用流水冲洗蔬菜，不要在水中长时间浸泡。切后再洗会使蔬菜中的水溶性维生素和矿物质从切口处流失。洗净后尽快加工处理、食用，可以最大程度地保留营养素。

掌握正确的烹饪方法：部分绿叶菜，如菠菜、苋菜中含有较高草酸，会影响钙的吸收，建议炒蔬菜前用沸水焯一下。

保证足够的摄入量：《中国居民膳食指南（2022）》建议，每日都要摄入新鲜蔬菜不少于 300 克，约等于两只手捧住的蔬菜量，其中深色蔬菜应占一半以上。

尽量不二次加热绿叶菜：很多人带便当去上班，但中午吃饭的时候需要二次加热，绿色叶类菜在二次加热后，味道和形态也与新鲜制作有较大差距，并且有更多的营养损失。

不吃隔夜菜：绿叶菜中的亚硝酸含量较高，存放过久会在细菌的作用下转化成亚硝酸盐，对健康不利。食材存放越久，维生素等营养物质的流失也越多。

 误区解读

为了干净，剥掉外面的菜叶子

这是不必要的。蔬菜几乎每一部分都有营养价值，而绿叶是植物合成营养成分的"工厂"，也富集了营养的精华。很多人在洗菜的时候，都会将外面的菜叶子剥掉，这其实是不对的，烂叶可以择掉，剩下的一定要留好。外面的这层菜叶颜色深，营养含量更丰富：白菜外层绿叶中的胡萝卜素浓度要比中心白色叶子高十几倍，维生素 C 也要高好几倍。

水果和水果干

小贾今年 32 岁，是个忙碌的"上班族"，每天加班没时间好好吃饭。他听说水果对身体很好，但是新鲜水果不易携带，又没有时间天天去买，于是他在购物软件上购买了一些蜜饯干果，口味是十分不错。但是吃了一段时间，小贾感觉自己经常口渴，上厕所十分频繁，去了医院一查空腹血糖 10.2mmol/L，小贾十分纳闷，不是说吃水果对身体好，怎么反而升高血糖了呢？

 小课堂

水果和水果干有什么区别

水果是对部分可以直接食用的植物果实和种子的统称，多数为木本植物的果实，也包括少数草本植物的果实。它们的共同特点是有甜味，可以不经烹调直接食用，为人体提供多种营养成分和植物化学物。水果是平衡膳食的重要组成部分，建议天天吃水果。水果中可食部分的主要成分是水、碳水化合物、矿物质以及微量的脂肪。多数水果含水分达 80%～90%，此外，还含有维生素、有机酸、多酚类物质、芳香物质、天然色素、膳食纤维等成分，其中包括多种有益健康的植物化学物。

新鲜水果（如葡萄、杏、柿子等）经晾晒干燥等脱水工艺加工制成的制品，就是果干，一般不加入油脂、精制糖、糖浆等配料。

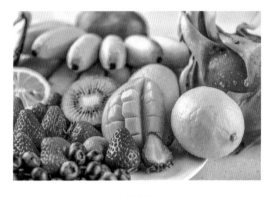

水果

常见的水果干有：葡萄干（包括提子干）、干枣、杏干、无花果干、苹果干、柿饼、桂圆干、龙眼干、西梅干、蔓越莓干等，桑椹干和枸杞干也可纳入其中。水果干制之后，会显著减少水果原有的维生素 C 和酚类物质，但水果干保存并浓缩了水果中原有的所有碳水化合物、矿物质成分和膳食纤维，仍然具有重要的健康价值。

 知识扩展

水果对人类膳食有哪些贡献

水果是日常膳食的重要组成部分，适量食用水果，对促进健康和防控慢性疾病具有重要的意义。《中国居民膳食指南（2022）》推荐每天摄入 200～350 克水果。根据 2010—2012 年中国居民营养与健康状况结果，目前我国城乡居民平均日标准水果摄入量为40.7 克（其中城市居民 48.8 克，农村居民 32.9 克），大城市居民每天摄入量达到 87.4 克。

水果富含果胶，也富含多酚类物质。水果是钾的重要膳食来源，并富含有机酸，对降低炎症反应和预防心脑血管疾病并发症有利。流行病学研究提示，每天摄入 1～2 份水果（1 份 80 克左右）可降低 21% 的总死亡风险，降低 14% 的心脑血管疾病死亡风险。

参照 WHO 推荐的证据评价方法及标准对证据进行评价，结果发现增加水果摄入可降低心血管系统疾病和主要消化道癌症的发病风险，预防成年人肥胖及体重增长。

小故事 **趣话水果核**

在金庸的武侠小说《神雕侠侣》中，身居绝情谷的裘千尺有一门让人惊叹的绝活——百发百中的"枣核钉"。这一特技其实有着现实版本——美国密歇根州的吐

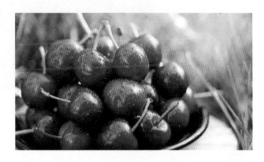

樱桃

樱桃核比赛。吐樱桃核比赛始于 1974 年，当时密歇根州一位樱桃园的农夫思索可以用樱桃核做什么事，结果就启动了这项比赛。从邻里相聚到国际竞赛，竞赛的胜负取决于选手吐出樱桃核的距离，每年 7 月，数以百计的人们会从各地聚集到一起，参加这一比赛。

坚果

如今，坚果已经跻身于"人气小零食"的行列。多数人喜爱坚果，主要是因为坚果嘎嘣脆的口感、醇香浓郁的回香、即时满足的感观反馈，让人一吃就停不下来。小沈就十分喜欢吃坚果，有事没事在家里囤坚果，夏威夷果、山核桃、瓜子、花

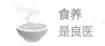

生……刷剧的时候，无聊的时候，嘴闲的时候，一把坚果能解决所有的问题。但是小沈很疑惑，自己每天吃多少坚果合适呢？

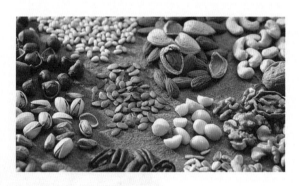

坚果

 小课堂 ·············

1. 什么是坚果

按照传统植物学定义，坚果是被子植物不裂干果的一个类型，通常由单心皮或合生心皮形成，是成熟时外果皮干燥，硬化不开裂的果实的总称，如核桃、栗子、榛子等；裸子植物中种皮坚硬的种子也被列入坚果，如松子、银杏等；被子植物的果核或整个果实同样被纳入坚果，如杏仁、槟榔等。广义的坚果定义十分简单，果壁坚硬或坚韧，内含一枚种子即为坚果，这个定义不仅包括了莲子等草本植物的果实，还包括了花生、葵花籽、西瓜子等外被果壳的含油种子，简称油籽，甚至有人将芝麻也列入坚果。

2. 怎么吃坚果

《中国居民膳食指南（2022）》建议适量吃坚果，中国居民平衡膳食宝塔第4层就包括大豆及坚果类，推荐摄入量为每天

25～35克。部分坚果的营养价值与大豆相似，富含必需脂肪酸和必需氨基酸。坚果无论作为菜肴还是零食，都是食物多样化的良好选择，建议每周摄入50～70克。

坚果可以佐餐烹饪入菜，加入正餐中，如西芹腰果、腰果虾仁等。坚果还可以和大豆杂粮等一起做成五谷杂粮粥，和主食一起搭配食用。下面给大家举几种合理食用坚果的方法。

核桃含脂肪60%以上，蛋白质含量为15%～22%，但是蛋氨酸和赖氨酸含量不足，其生物效价较低。其脂肪中含亚油酸47%～73%，并含有α-亚麻酸和油酸。同时，核桃富含维生素E、B族维生素、磷脂、多酚类物质和丰富的钾、钙、锌、铁等矿物质。核桃可作为零食不经烹调直接食用，也可烤制后食用，添加在主食、凉菜中可以增加食物的营养价值和美味感。核桃也是常见的食品加工原料，如琥珀桃仁、核桃糕、果仁巧克力、果仁糕点等。此外，还可用来制作核桃油、核桃乳和核桃酱等。松子脂肪含量高，在坚果中与夏威夷果同属最高一档，还含有丰富的维生素E、B族维生素、蛋白质和多种矿质元素，其脂肪中含有约10%的α-亚麻酸。松子口感香甜，可以直接食用或炒、烤后作为零食；用于糕点、糖果、肉制品的配料，如松子蛋糕、松仁小肚等；并可用来制作菜肴，如松仁玉米、松仁粥、松仁大拌菜、松仁沙拉等。葵花籽脂肪含量在50%左右，蛋白质含量较高，其中含有较多赖氨酸、大量维生素E、B族维生素和多种矿质元素，锌、铁等微量元素丰富，脂肪不饱和程度高，亚油酸比例达60%以上，葵花籽可以烤制，传统上用盐水浸后炒食。炒葵花籽是我国居民喜爱的休闲食品之一，也是烹调菜肴和制作糕点的配料。

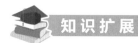知识扩展

如何安全食用坚果

了解相关产品标准。 根据 GB 16326—2005《坚果食品卫生标准》相关规定，坚果食品的酸价 ≤ 4 毫克 / 克（以脂肪计算，消耗氢氧化钠），过氧化值 ≤ 0.08 克 /100 克，酸价和过氧化值是坚果类食品必须符合的理化指标，该指标不合格则产品会出现酸败和油哈味。坚果类食品所使用的食品添加剂种类及使用量必须严格按照 GB 2760—2014《食品添加剂使用标准》要求，例如，在坚果罐头中抗氧化剂丁基羟基茴香醚（BHA）最大使用量为 0.2 克 / 千克；二氧化硫不能使用于坚果类食品。

关注外包装与外观。 密封包装的坚果首先要看外包装上的厂名、厂址、生产日期、保质期等标识是否完备，再者就是尽量选择知名品牌。购买散装坚果的消费者，应看清产品是否已发生霉变，同时要观察外壳是否有破损，破损会对里面的果肉造成污染，不能食用。比如，筛选葵花籽时首先要看形状是否规整，然后拿几个在手上，并用手指捏一捏，如表面很容易掉色，说明质量不高，选择几个品尝，陈葵花籽有霉味，且发苦；质量好的开心果开口规则、明显，果仁饱满；要仔细辨别花生仁表皮上是否有霉斑，如购买生的花生仁，应该用水清洗后再熟制处理。

养成良好的坚果食用习惯。 坚果固然好，但是良好的食用习惯也很重要。坚果脂肪含量较高，需要适量食用，避免短时间食用大量坚果，造成头晕、上火等不良反应；食用珍稀坚果须谨慎，避免

过敏反应。人们在日常生活中应注意辨别坚果的优劣，不购买品质不佳的坚果食品。

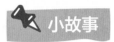 **小故事** 夏威夷果其实是澳洲坚果

夏威夷果，学名澳洲坚果，几百年来一直被澳大利亚原住民食用。19世纪中叶，探索新大陆的欧洲人在澳大利亚东海岸发现了它，并将其命名为澳洲坚果。欧洲人开始只是把它作为观赏植物。偶然有人把它敲碎，好奇地试了试，才发现这种果实其实是可以吃的。19世纪80年代，夏威夷的甘蔗种植者在花园周围引入了澳洲坚果，以保护甘蔗免受风的影响。很快，这个小坚果征服了当地人的味蕾。夏威夷阳光充足、多雨的气候特别适合它生长，被养得白白胖胖的，它以浓郁迷人的香气和顺滑的口感风靡全美。从此，澳洲坚果被称为夏威夷果。

油脂类

小李搬了新家，邀请了三五好友来家里做客，为大家做了一桌的好菜。朋友小王先是感慨了小李做了这么多好菜，又提到你家做菜放好多油呀！吃这么多油不好哦！小李心里纳闷，每天应该摄入多少油脂呢？

小课堂 ·

1. 每天摄入多少油脂

烹调油包括植物油和动物油，是人体必需脂肪酸和维生素 E 的重要来源。目前我国居民烹调油摄入量较多。过多烹调油的使用会增加脂肪的摄入，导致膳食中脂肪供能比超过适宜范围。过多摄入反式脂肪酸还会增加心血管疾病的发生风险。应减少烹调油和动物脂肪用量，《中国居民膳食指南（2022）》推荐每天的烹调油摄入量为 25～30 克。

2. 油脂的作用有哪些

提供人体必需脂肪酸。必需脂肪酸主要包括 ω-3 脂肪酸中的 α-亚麻酸以及 ω-6 脂肪酸中的亚油酸，它们都是多不饱和脂肪酸。ω-3 脂肪酸有维持免疫和心血管功能的作用，是大脑和脑神经的重要营养成分，摄入不足将影响记忆力和思维力。食用油还含维生素 A、维生素 E、植物固醇等。

油脂是高热能食物，为人体重要的热能来源，每 100 克可以提供 900 千卡的热能。成年人脂肪提供能量应占总能量的 30% 以下，对于需要较高热能的体力劳动者，在膳食油脂的选择和实际供给量上可适量提高。

饮食中的油脂经过消化吸收后部分转化为体脂。适量的体脂起到支撑和保护机体器官、减缓冲击和震动、调节体温、保持水分等作用，并有助于其他脂质在细胞内外的运输。其中，磷脂还是细胞膜结构的重要组成部分。膳食脂肪酸的合理比例，具有调节血脂等作用。

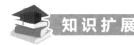 **知识扩展**

什么是反式脂肪酸

反式脂肪酸是含有反式非共轭双键结构不饱和脂肪酸的总称。反式脂肪酸的摄入量与心血管疾病、乳腺癌和结肠癌等癌症的发生呈正相关。一些消费者认为，标注"0"反式脂肪酸的食品才健康，然而标"0"并不是完全不含该物质，也不能直接与健康画等号。根据我国《预包装食品营养标签通则》，在食品配料中含有或生产过程中使用了氢化和 / 或部分氢化油脂时，应标注反式脂肪（酸）含量，如果每 100 克产品中含反式脂肪酸含量小于等于 0.3 克，可标注为"0"。摄入过量反式脂肪酸可能会导致记忆力下降、发胖、引发冠心病、形成血栓、影响生长发育、影响男性生育能力等。

与一般的油脂相比，反式脂肪酸具有不易变质、存放更久、耐高温等优点。一般来说，口感很香、脆、滑的高油食物就可能使用了部分氢化植物油，富含氢化植物油的食品就可能含有反式脂肪酸。如饼干、巧克力派、蛋黄派、布丁蛋糕面包、油炸食物、糖果、冰淇淋等。还有速食店和西式快餐店的食物也常常使用氢化油脂。

答案：1. A；2. A；3. √

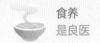
健康知识小擂台

单选题:

1. 谷类中含量最多的营养物质是(　　)

　　A. 碳水化合物　　　　　B. 蛋白质

　　C. 维生素　　　　　　　D. 脂肪

2. 蛋类维生素含量较为丰富,主要集中于(　　)

　　A. 蛋黄　　　　　　　　B. 蛋清

　　C. 整蛋　　　　　　　　D. 蛋壳膜

　　E. 系带

判断题:

3. 水果中可食部分的主要成分是水、碳水化合物、矿物
　　质以及少量的含氮物和微量的脂肪。(　　)

各类食物的营养
价值自测题

(答案见上页)

各类健康人群
合理营养

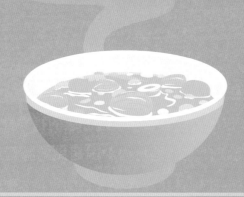

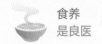

营养科学的研究发展快速，包括了营养素的研究以及不同人群营养需求的研究。在全生命周期中，18～50岁的成年人的健康状况比较稳定，而孕产妇、婴幼儿、儿童青少年、老年人是对营养摄入水平要求高、对营养缺乏和营养不平衡相对敏感的人群。因此，本部分特别设置了膳食指南和中国居民平衡膳食宝塔、膳食营养素参考摄入量、一般人群合理营养的内容，以指导成年人的营养摄入；对于孕产妇、婴幼儿、儿童青少年、老年人等人群，设立了独立的章节，并且将敏感人群对于免疫、智力提升和认知保护的特别需求，也进行了单独的阐述。为了达到合理营养，大家可以通过阅读食品标签、减盐（调味料）、减油、减糖、控酒等内容掌握科学膳食方法，保障营养健康。

膳食指南和中国居民平衡膳食宝塔

在营养科门诊，好多人咨询膳食指南和中国居民平衡膳食宝塔的关系是什么，有什么区别？

 小课堂

膳食指南和中国居民平衡膳食宝塔之间的关系是什么

膳食指南是根据营养学原则，结合国情制定的，是教育人民群众采用平衡膳食，以摄取合理营养促进健康的指导性意见。

中国居民平衡膳食宝塔是根据中国居民的膳食结构特点设计的。它把平衡膳食的原则转化成各类食物的重量，并以直观的宝塔形式表现出来，表现了在营养上比较理想的基本食物构成，便于群众理解和在日常生活中实行。宝塔共分5层，各层面积大小不同，体现了5大类食物和摄入量的多少。5大类食物包括谷薯类，蔬菜类、水果类，动物性食物，奶及奶制品和大豆及坚果类，以及烹调用油、盐。食物量根据不同能量需要量的推荐值设计，如中国居民平衡膳食宝塔旁边的文字注释，标明了在1600～2400千卡能量需要量水平时，成年人每人每天各类食物摄入量的建议值范围。

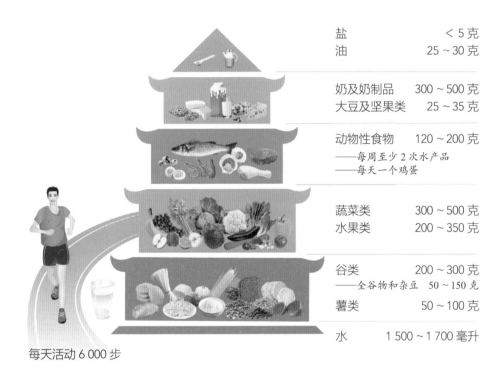

盐	＜5克
油	25～30克
奶及奶制品	300～500克
大豆及坚果类	25～35克
动物性食物	120～200克
——每周至少2次水产品	
——每天一个鸡蛋	
蔬菜类	300～500克
水果类	200～350克
谷类	200～300克
——全谷物和杂豆	50～150克
薯类	50～100克
水	1 500～1 700毫升

每天活动6 000步

中国居民平衡膳食宝塔

（来源：《中国居民膳食指南（2022）》）

知识扩展

中国居民平衡膳食餐盘

　　中国居民平衡膳食餐盘是按照平衡膳食原则，描述了一个人一餐中膳食的食物组成和大致比例。餐盘更加直观，一餐膳食的食物组合搭配轮廓清晰明了。

　　餐盘分成 4 部分，分别是谷薯类、鱼肉蛋豆类、蔬菜类和水果类，餐盘旁的一杯牛奶提示其重要性。餐盘是一餐中食物基本构成的描述。

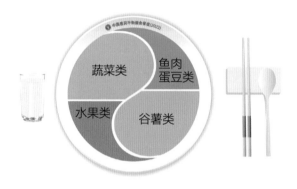

中国居民平衡膳食餐盘

（来源：《中国居民膳食指南（2022）》）

　　与膳食平衡宝塔相比，平衡膳食餐盘更加简明，给大家一个框架性认识，用传统文化中的基本符号，表达阴阳形态和万物演变过程中的最基本平衡，容易记忆和理解。2 岁以上人群都可参照此结构计划膳食，即便是对素食者而言，也很容易将肉类替换为豆类，以获得充足的蛋白质。

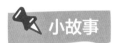 **小故事** 制定中国居民平衡膳食宝塔的初衷

20 世纪七八十年代，很多国家开始制定膳食指南。在这种大环境下，1989 年，中国营养学会的有关专家根据我国国情，提出了我国第一个《中国居民膳食指南》。经过三十多年的时代变迁，随着居民膳食模式和疾病谱的改变，以及对营养与健康的不断深入了解，中国营养学会分别在 1997 年、2007 年、2016 年和 2022 年对《中国居民膳食指南》进行了四次更新修订。为了让大家更好地理解膳食结构，便于记忆，世界上很多国家根据膳食指南设计出了各种图形，比如美国的"金字塔"、加拿大的"彩虹图"、澳大利亚的"圆盘图"等。我国营养专家参考国外的做法，根据中国人乐于接受的形象，在 1997 年推出了第一个中国居民平衡膳食宝塔，并在 2007 年、2016 年和 2022 年进行了修订。

教您读懂中国居民平衡膳食宝塔

膳食营养素参考摄入量概述

王师傅对饮食非常重视，认为"能吃是福""吃得越多越健康""获得的营养素越多越好"。因此，不管是在家吃饭，还是在外面应酬，一日三餐都放开了吃喝，甚至吃到撑得打嗝。另外，为了使自己更健康，他还从市场上买来各式各样的营养素补充剂作为饭后日常补充。他的做法对吗？

小课堂 ● ● ● ● ● ● ● ● ● ● ● ● ● ●

膳食营养素参考摄入量是什么，都包含哪些内容

民以食为天，食物是健康的基础，但并不意味着吃越多就越健康。中国居民平衡膳食宝塔推荐的食物摄入量是与成年人每天对营养成分的需要量对应的。如果机体长期对某种营养素摄入不足就会出现该营养素缺乏的症状；而当长期大量摄入能量或某些营养成分时，又会出现营养不平衡的现象，如肥胖、2 型糖尿病、高脂血症等。这就需要了解膳食营养素参考摄入量（dietary reference intakes，DRIs），膳食营养素参考摄入量指的是为了保证人体合理地摄入营养素，避免出现某些营养素过量或是缺乏而制定的一组针对不同人群的每日膳食营养素的摄入量参考值。膳食营养素参考摄入量主要包括 4 个指标。

平均需要量（estimated average requirement，EAR）：是根据个体需要量的研究资料计算得到的，是群体中各个体需要量的平均值，可以满足某一特定性别、年龄及生理状况群体中 50% 个体需要量的摄入水平，是制定推荐摄入量的基础。

推荐摄入量（recommended nutrient intake，RNI）：是可以满足某一特定性别、年龄及生理状况群体中绝大多数（97%～98%）个体需要量的摄入水平，是个体摄入营养素的目标值。长期按照推荐摄入量水平进食，可以满足身体对该营养素的需要，保持健康和维持身体中适当的储备。

适宜摄入量（adequate intake，AI）：通过观察或实验获得的健康人群某种营养素的摄入量。与 RNI 一样，也是个体摄入营养素

的目标值。

可耐受最高摄入量（tolerable upper intake levels，UL）：是平均每日摄入营养素的最高限量。对一般人群中几乎所有个体的健康不会造成损害，但并不表示达到此摄入水平对健康是有益的。

 知 识 扩 展 ////

补充营养素须注意什么

在补充营养素之前，首先要确定自己是否真的缺乏某种营养素，最好的方法是到医院和正规的体检机构做一个检查。如果确实缺乏某种营养素，而且缺乏程度较轻，可适量多吃富含相应营养素的食物，如人体缺铁，可在日常生活中适当多吃富含铁的食物。如通过这种手段还不能解决体内营养素缺乏的情况，应在医生或专业营养顾问的指导下，适当使用营养素补充剂。

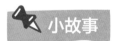 小故事 **膳食营养素参考摄入量的制定历程**

1740 年，英国海军到北极探险，因缺少新鲜蔬菜、水果，一半人死于坏血病。这使人们认识到口粮合理的重要性。在战争的生死攸关时刻，指挥者知道膳食与成败有直接关系，并据此制定士兵的口粮。第一次世界大战中，参战国已有明确的士兵口粮要求。

第一次世界大战后的国际联盟，曾明确提出人体对营养物质的需要，并公布全球。限于历史条件，当时的营养素参考摄入量很简要，但有重要意义。在第二次世界大战后，WHO 作了许多努力，

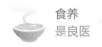

多次组织有关专家对单个及各类营养素进行研究及探讨，提出面向全球的营养素参考摄入量，从而推动各国按照自己的国情制定推荐的膳食供给量或摄入量。

一般人群合理营养

小莉是一名白领，平时很少运动，又酷爱甜食。由于身体发福、体重增加很快，她怕被笑话，每天都很少吃饭，只吃一些水果，进行减肥。她的做法对吗？

 小课堂 ·············

一日三餐怎么吃

俗话说"民以食为天"，吃是维持生命的最基本行为。吃得科学、合理，可以保持营养良好，预防慢性疾病的发生，让健康状态更持久。为此，应遵循平衡膳食八条准则。

食物多样，合理搭配。坚持谷类为主的平衡膳食模式。每天的膳食应包括谷薯类、蔬菜水果类、畜禽鱼蛋奶类和大豆坚果类食物。建议平均每天摄入 12 种食物，每周 25 种以上，合理搭配。每天摄入谷类食物 200 ~ 300 克，其中包含全谷物和杂豆类 50 ~ 150 克，薯类 50 ~ 100 克。

吃动平衡，健康体重。各年龄段人群都应天天进行身体活动，保持健康体重。食不过量，保持能量平衡。坚持日常身体活动，每周至少进行 5 天中等强度身体活动，累计 150 分钟以上。主动身体活动最好每天 6 000 步。鼓励适当进行高强度有氧运动，加强抗阻运动，每周 2 ~ 3 天。减少久坐时间，每小时要起来动一动。

多吃蔬果、奶类、全谷、大豆。蔬菜水果、全谷物和奶制品是平衡膳食的重要组成部分。餐餐有蔬菜，保证每天摄入不少于 300 克的新鲜蔬菜，深色蔬菜应占 1/2。天天吃水果，保证每天摄入 200 ~ 350 克新鲜水果，果汁不能代替鲜果。吃各种各样的奶制品，摄入量相当于每天 300 毫升以上的液态奶。经常吃全谷物、大豆制品，适量吃坚果。

适量吃鱼、禽、蛋、瘦肉。鱼、禽、蛋类和瘦肉摄入要适量，平均每天 120 ~ 200 克。每周最好吃鱼 2 次或 300 ~ 500 克，蛋类 300 ~ 350 克，畜禽肉 300 ~ 500 克。少吃深加工肉制品。鸡蛋营养丰富，吃鸡蛋不弃蛋黄。优先选择鱼，少吃肥肉、烟熏和腌制肉制品。

少盐少油，控糖限酒。培养清淡饮食习惯，少吃高盐和油炸食品。成年人每天摄入食盐不超过 5 克、烹调油 25 ~ 30 克。控制添加糖的摄入量，每天不超过 50 克，最好控制在 25 克以下。反式脂肪酸每天摄入量不超过 2 克。不喝或少喝含糖饮料。儿童青少年、孕妇、乳母以及慢性疾病患者不应饮酒。成年人如饮酒，一天饮用的酒精量不超过 15 克。

规律进餐，足量饮水。合理安排一日三餐，分配要合理。定时定量，不漏餐，每天吃早餐。一般早、中、晚餐的能量分别占总能量的 25% ~ 30%、30% ~ 40%、30% ~ 35% 为宜。规律进餐、饮食适度，不暴饮暴食、不偏食挑食、不过度节食。足量饮水，少量多次。温和气候条件下，低身体活动水平的成年男性每天喝水 1 700

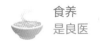
毫升，成年女性每天喝水 1 500 毫升。推荐喝白水或茶水，少喝或不喝含糖饮料，不用饮料代替白水。

会烹会选，会看标签。在生命的各个阶段都应做好健康膳食规划。认识食物，选择新鲜的、营养素密度高的食物。学会阅读食品标签，合理选择预包装食品。学习烹饪、传承传统饮食，享受食物天然美味。在外就餐，不忘适量与平衡。

公筷分餐，杜绝浪费。选择新鲜卫生的食物，不食用野生动物。食物制备生熟分开，讲究卫生，从分餐公筷做起。珍惜食物，按需备餐，提倡分餐不浪费。

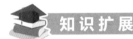
知识扩展

在日常生活中如何挑选蔬菜水果

蔬菜水果的质量对其营养价值影响很大，所以在挑选蔬菜水果时可以遵循以下原则。

重"鲜"。新鲜应季的蔬菜水果，颜色鲜亮，如同鲜活有生命的植物一样，其水分含量高、营养丰富、味道清新；食用这样的新鲜蔬菜水果对人体健康益处多。

选"色"。根据颜色深浅，蔬菜可分为深色蔬菜和浅色蔬菜。深色蔬菜指深绿色、红色、橘红色和紫红色蔬菜，具有营养优势，尤其是富含 β- 胡萝卜素，是维生素 A 的主要来源，应注意多选择。

多"品"。挑选和购买蔬菜时要多变换，每天 3 ~ 5 种。夏天和秋天属水果最丰盛的季节，不同的水果甜度和营养素含量有所不同，每天选 1 ~ 2 种，首选应季水果。

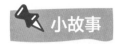 **小故事** **腊八粥的故事**

从前，有一对老夫妻，非常勤劳简朴，生活过得很富足。但是，他们的儿子和儿媳妇却是好吃懒做的人，不爱劳动，一心只想吃喝玩乐。父母去世后，夫妻俩坐吃山空，把父母留下的粮食都吃完了。冬天到了，夫妻俩没吃的，也没穿的，到了腊月初八那天，几天都没吃饭的夫妻俩，把所有囤粮食的容器都倒了一遍，只收集了半碗五谷杂粮。夫妻俩熬了两碗粥，成了两人的最后一餐。后来，人们就用这个故事教育自己的孩子，一定要接受这对小夫妻的教训，学习老夫妻勤劳节俭的好品德。在每年的腊月初八这天，很多家庭会一起吃腊八粥，老年人会给孩子讲述腊八粥的故事，言传身教勤劳节俭的家风。

孕期合理营养

张女士今年32岁，第一次怀孕，目前怀孕34周，怀孕前体重是60千克，目前80千克。她在孕24周产检时，做了口服葡萄糖耐量试验，结果医生说餐前血糖和餐后血糖都超标了，诊断是妊娠糖尿病，告诉她要调整饮食和增加运动，要控制体重和血糖水平。但是她和家人都不知道应该怎么吃、怎么动，怎么才能控制好体重和血糖。现在她和家人每天都很焦虑，十分担心自身和胎儿的健康。另外，她在之前的产检中还有贫血，当时医生给开了补铁制剂，但她吃了一段时间就停药了，她还用再吃吗？

小课堂 •••••••••••••••

孕期如何安排饮食

孕期要坚持健康的饮食和适宜的运动，不能吸烟、饮酒，并远离二手烟。孕期仍然要保持多种多样的食物搭配，每周测量自己的体重变化，通过调整饮食和运动，使自己的体重处于理想的增重范围。在孕早期保持与怀孕前相似的饮食量，注重选择叶酸丰富的食物，例如动物肝脏、蛋、大豆、绿叶蔬菜、水果和坚果等。在孕吐严重的时期，可以采用少量多餐、清淡饮食的方式。

在孕 14 周之后，胎儿生长速率开始变快，要适量增加营养。每天饮奶 300～500 毫升，每天吃鱼、禽、蛋、瘦肉的总量在 150～200 克。孕期每天吃 500 克蔬菜和 200～300 克水果，并且主要吃富含维生素 A 的颜色艳丽的蔬菜和水果，如菠菜、油麦菜、小白菜、红苋菜、西蓝花、胡萝卜、彩椒、橘子、哈密瓜、杧果、木瓜、杏等。要经常吃含铁的食物以预防和纠正缺铁性贫血，如每周吃 1～2 次动物血或肝脏 20～50 克，每日吃红肉（牛肉、羊肉、猪肉等），总量在 50～100 克。每周摄入 1～2 次含碘的海产品，如 100 克水发海带、2.5 克干紫菜或 30 克贝类等。皮肤经紫外线照射可以合成维生素 D，户外散步是最简单的活动方式，夏秋季节每天阳光照射 10～20 分钟，冬春季节每天阳光照射 20～30 分钟，基本可以满足维生素 D 的营养需要。如果户外活动少，或者非常注重防晒，可以适当服用维生素 D 补充剂，服用量一般为每天 400IU。

知识扩展

孕期应该增加多少体重

孕期体重可以很好地反映孕期营养，孕妇可以根据自己的身高和怀孕之前的体重计算体质量指数 ［BMI= 体重 / 身高 ^{2}（千克 / 米 ^{2}）］，孕妇可以按下表推荐的范围控制体重增长。一般来说，孕前体重较轻的孕妇孕期可以适量多长一些，而孕前体重较高的孕妇孕期长得要少一些，这样有益于母子的健康。

孕期妇女体重增长范围及孕中晚期每周体重增长推荐值

孕前 BMI/（千克·米 $^{-2}$）	孕期体重总增长范围 / 千克	孕中晚期每周体重增长值及范围 / 千克
低体重（BMI < 18.5）	11.0 ~ 16.0	0.46（0.37 ~ 0.56）
正常体重（18.5 ≤ BMI < 24.0）	8.0 ~ 14.0	0.37（0.26 ~ 0.48）
超重（24.0 ≤ BMI < 28.0）	7.0 ~ 11.0	0.30（0.22 ~ 0.37）
肥胖（≥ 28.0）	5.0 ~ 9.0	0.22（0.15 ~ 0.30）

 知识扩展

孕期高血糖妈妈怎么选择食物

首先要避免甜食和油腻食物，其次适当减少主食、控制动物性食物和水果，保障足够的蔬菜摄入，使一天摄入的总能量不低于 1 500 千卡但不超过 2 300 千卡，其中孕前低体重、正常体重、超重和肥胖的孕妇每日能量分别控制在 2 000 ~ 2 300 千卡、1 800 ~

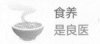
2 100 千卡、1 500 ~ 1 800 千卡。可以借助手机应用程序（APP）计算膳食能量摄入量。为了血糖稳定，可以采用食物替换法：用粗粮代替细粮，如用黑米、玉米、燕麦、荞麦、莜麦等替代精米、精面。少量多餐、按时定量进餐，有利于血糖稳定。少量的加餐可以防止餐前过度饥饿。在胎儿稳定的情况下，用餐半小时后步行10 ~ 30 分钟，有助于血糖控制。

 误区解读

孕期"一人吃两人补"，想吃就吃，尽量多吃

传统的孕期"一人吃两人补"的观点是不正确的，正确的做法是适量地补，千万不要过量地补。孕期吃得过多会让妈妈和胎儿过胖，这样不但容易诱发妈妈得妊娠糖尿病、高血压、子痫等疾病，还会导致

孕期如何控制
体重

胎儿过大不能顺利生产，而且孩子未来患一些慢性疾病的风险会升高，如超重、肥胖、糖尿病等。所以，为了妈妈和孩子两代人的健康，妈妈在孕期一定要均衡饮食，使自己的体重稳定、适量地增长。

怎样安排月子餐

李女士今年 25 岁，第一次当妈妈，目前是产后第 15 天，怀孕前体重 50 千克，生产之前 65 千克，生产后刚回到家时

60 千克，目前 62.5 千克。她自己想控制饮食，使体重快点恢复到怀孕之前的水平，以便在产假结束时光鲜亮丽地返回职场，做一个漂亮、开心、健康的"辣妈"。但是，孩子姥姥和奶奶每天督促她吃肉、蛋，并喝各种大补的汤，导致她现在体重不降反升，心情特别不好。妈妈和婆婆强迫她多吃多喝汤的做法对不对，月子餐该如何搭配，如何合理管理产后体重呢？

 小课堂

月子餐如何安排

坐月子是我国女性生产后的一种特定生活方式，月子餐可以保障妈妈的产后营养补充、身体恢复、积极应对母乳喂养。在过去，家庭饮食质量普遍不高，家里好吃的主要留给产妇，但现在产妇在月子期间往往过量摄入肉类、蛋类，每天能量和脂肪摄入过多，加上月子期间运动少，容易造成身体脂肪堆积。有些地区可能还有食物禁忌的说法，如不吃或者少吃蔬菜、水果、海产品等，这样又比较容易造成微量营养素的不足。

随着生活水平的显著提高，目前家庭日常饮食的质量已经很好，没必要再额外追求月子餐的高质量，相反，坚持食物多样但不过量的总体原则，更有利于妈妈身体恢复和顺利哺乳。分娩后妈妈可能感到疲乏无力或食欲较差，可选择较清淡、稀软、易消化的食物，如面片、面条、馄饨、粥、蒸或煮的鸡蛋及煮烂的菜肴，之后就可以过渡到正常膳食。剖宫产的产妇，手术后约 24 小时处于胃肠功能恢复期，可以先吃流食 1 天，如米汤、蛋汤、肉汤等，但忌

用牛奶、豆浆、大量蔗糖等胀气食品；然后过渡到半流质食物
1～2天，如粥、蛋羹、豆腐脑、软汤面、米糊、麦片、馄饨等；
身体情况好转后转为正常膳食。

月子餐应坚持食物多样的原则，每天的膳食应包括主食类、蔬
菜水果类、畜禽鱼蛋奶类、大豆坚果类。选择小份食物、同类食物
互换、粗细搭配、荤素搭配、色彩搭配的方法，达到食物多样。每
天谷类225～275克，其中全谷物和杂豆不少于1/3；薯类75克；
蔬菜类400～500克，其中绿叶蔬菜和红黄色等有色蔬菜占2/3以
上；水果类200～350克；鱼、禽、蛋、肉类（含动物内脏）总量
为175～225克；牛奶300～500毫升；大豆类25克；坚果10克；
烹调油25克，盐不超过5克；饮水2 100毫升。每周吃1～2次动
物肝脏，总量相当于85克猪肝或40克鸡肝。动物性食物和大豆类
食物可以相互做适当的替换，豆制品喜好者可以适当增加大豆制
品，减少动物性食物，反之亦可。每周摄入1～2次含碘的海产
品，如海带、紫菜、裙带菜或贝类等。由于户外活动少，可以每天
服用维生素D补充剂400IU。家庭成员多给予支持，使产妇保持心
情愉悦，睡眠充足，有利于产妇恢复和母乳分泌。

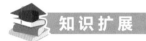

产后如何管理体重

产后体重增长的主要原因源于三个方面，一是怀孕前的基础体
重，二是孕期的体重增长，三是产后的体重滞留。产后体重管理是
一项持续的工程，不可操之过急。通过体重管理使体重恢复到正常

范围是体重管理的目标。

产后 1 年内是体重恢复的关键时期，这一阶段妈妈通过母乳喂养可以消耗一部分过多的脂肪贮备，帮助妈妈恢复体重。持续关注和监测体重是体重管理的有效手段。月子期间不过量进食，使体重保持稳定或小幅度下降，为体重管理打下良好的基础。在产后 42 天到保健院或医院进行产后评估时，可以较全面地了解自己身体恢复情况。如果身体状况较好，可以有计划地进行体重管理，每周体重下降 0.5 千克是比较安全的，减重过快可能影响产后身体机能恢复和乳汁分泌。

从吃、动两方面着手管理体重，饮食总量适当减少，身体活动逐渐增加和保持。月子期间主要以低强度的活动为主，包括日常的活动、步行、盆底肌运动和伸展运动等，减少静坐、看电视、看手机等的时间。产后 42 天健康评估之后，根据身体恢复情况和体重状况，逐渐增加身体活动的量和强度，散步、慢跑等都是比较好、容易实现的运动形式，每天从 15 分钟逐步增加至每天 30 分钟，每周 4 ~ 5 次，形成规律。也可以逐渐增加骨骼和肌肉的抗阻运动。在怀孕前有运动习惯的，产后可以逐步恢复运动。

 误区解读

月子里要大鱼大肉、顿顿喝肉汤

月子里产妇身体的消化吸收功能还处于恢复阶段，身体活动少，并不需要过多的营养。如果月子期间摄入过量的鸡肉、鸡蛋或其他能量高的食物，过多的营养必将转化为脂肪囤积到妈妈身上，

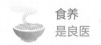
导致产后体重不降反升,这不但不利于妈妈的健康,还有可能影响乳房的乳汁分泌功能,也容易导致堵奶。一般每天150克肉、一个蛋、两杯奶,配合适当的主食、蔬菜、水果、豆类、坚果等即可满足妈妈自身的营养需求和哺乳的营养需求。

为了保障乳汁分泌量,产后要比孕前多饮水1 100毫升,可以通过喝汤补充水,每餐有汤是好的,但是汤的质和量也有讲究。不要喝太油腻的汤,油汤脂肪含量太高,不仅影响产妇食欲,还会引起婴儿脂肪消化不良性腹泻。煲汤的材料宜选择脂肪含量低的肉类,如鱼肉、瘦肉、去皮的禽肉、瘦排骨等,也可以喝蛋花汤、豆腐汤、蔬菜汤、面汤、米汤等。餐前不宜喝太多汤,以免影响其他食物的摄入,可以在餐前喝半碗汤,吃饭到七八分饱后再喝半碗汤。如果除了肉汤之外,没有其他肉菜时,在喝汤时也要吃肉,保证蛋白质的摄入。除了关注妈妈饮水和其他营养摄入外,婴儿吸吮乳房是刺激乳汁分泌的最有效方法。

婴儿合理营养

钱女士今年25岁,第一次当妈妈,目前是产后3个月,一直给孩子纯母乳喂养,没加过奶粉或其他食物,但是最近感觉有点奶水不够,宝宝吃奶的间隔变短了,夜里也要醒2~3次喝奶,她作为新手妈妈很焦虑,觉得是不是宝宝吃不饱?需不需要给宝宝加奶粉?虽然孩子姥姥和奶奶说,过几天奶水就够了,但是她总是怕会影响宝宝长身体。她看书上说,单纯吃母乳能满足孩子到 6 个月的全部营养，真的是这样吗？怎么判断奶水是否足呢？

小课堂

单纯母乳喂养能满足 6 个月内孩子的营养需要

母乳是婴儿最天然的、最理想的食物，母乳中含有 6 个月内婴儿需要的全部营养，包括水分、蛋白质、脂肪、乳糖、维生素、矿物质等基本的营养素；母乳中还含有有助于婴儿免疫力的功能性物质，如乳铁蛋白、免疫球蛋白、低聚糖等；母乳中也含有有助于婴儿智力发展的功能性物质，如 DHA、EPA、花生四烯酸（AA）、牛磺酸等。对于出生后 6 个月内的婴儿，母乳就能够满足其快速的体格生长、脑发育、免疫力建立的需求。而且，母乳分泌的量和母乳中的养分含量是根据婴儿的需要而不断变化的，最适合婴儿娇弱的胃肠道的发育进程。6 个月内纯母乳喂养孩子，还有助于预防孩子肥胖。母乳喂养的过程有助于妈妈和孩子的情感交流，促进婴儿语言和心理发育，有助于妈妈体重恢复。

知识扩展

如何判断母乳是否充足

乳汁的分泌量主要根据婴儿的需要进行调节，可以通过以下情况来确定乳汁分泌是否充足：①婴儿每天可以得到 8 ~ 12 次较为满足的母乳喂养，每次喂奶结束后，孩子会满意地入睡或者愉快地玩耍；②母乳喂养时，婴儿有节律地吸吮，可听见明显的吞咽声；

③出生后最初 2 天，婴儿每天小便 1～2 次；④如果有粉红色尿酸盐结晶的尿，应在出生后第 3 天消失；⑤从出生后第 3 天开始，一天排尿 6～8 次，或者每天更换 5～6 个纸尿裤；⑥婴儿每天排便 3～4 次，每次大便多于 1 大汤匙；⑦每 2 周或每月测量婴儿体重，体重稳定增长说明母乳充足。

 误区解读

奶粉的营养好过母乳

奶粉的营养好过母乳是非常错误的观点，奶粉无法与母乳媲美。任何配方奶粉都是以母乳为目标，对母乳进行不同程度的模仿，配方奶粉在已知的营养素方面可以越来越接近母乳，但是永远无法超越母乳。母乳中不仅含有已知被仪器检测出来的营养物质，还包括尚未被鉴定出来或未被证明其功能的物质，更含有促进婴儿生长发育必需的激素类物质，如生长激素、瘦素、脂联素等，而那些未知成分和激素是不被允许添加到奶粉中的。而且，乳汁的量和质还受孩子年龄大小、消化道的成熟度、饥饿程度等影响，母乳喂养过程是妈妈和孩子配合联动的过程，这种根据孩子需要而调整母乳的量和质的情况不能被奶粉模拟。同时，乳汁中的成分和味道还受妈妈饮食的影响，妈妈多种多样的食物摄入，可以给婴儿传递各种天然食物的味道，这也是奶粉无法模拟的。母乳喂养的过程，宝宝和妈妈的亲密接触和密切配合增加了母子之间的交流和连接，这也是奶瓶喂养的孩子截然不同的体验。虽然婴儿配方奶粉能基本满足 0～6 月龄婴儿的生长发育营养需求，但是完全不能与母乳媲美。

但在特殊情况下，例如，妈妈患有某些传染性疾病、妈妈因病服用药物、宝宝患有某些先天性或遗传性代谢疾病时，或者妈妈经过专业人员指导和各种努力后，乳汁分泌仍然不足时，可以咨询医生选择最有利于妈妈和宝宝健康的喂养方式和方法。妈妈和宝宝的健康同样重要，家人应给予充分的理解和支持。

怎样添加辅食

吴女士的宝宝 6 个半月了，最近在尝试给孩子加辅食，孩子奶奶说现在孩子小，最好的辅食是小米粥，给孩子加小米粥就够了，以后孩子大点儿了，挑点大人的饭菜给孩子吃就行。这与她从书上看到的不同，书上说很多种食物都可以作为辅食，而且还建议给孩子单独制作辅食。应该按奶奶说的做，还是照书上的做呢？辅食到底应该选什么食物？她在超市里也看到一些辅食商品，比如米粉、果泥、菜泥、肉泥等，她不清楚是买成品辅食好呢，还是自己做好呢？辅食可以和大人的食物做法一样吗，还是必须单独做？辅食和母乳的时间又该怎么安排呢？

 小课堂

婴儿满 6 个月后应继续母乳喂养，逐步引入各种食物

母乳仍然是 6 个月以后宝宝的重要营养来源，母乳可为 7～12 个月宝宝提供一半的营养，为 1～2 岁的宝宝提供三分之一的营养，随着婴儿体格越来越大，需要的养分更多了，而母乳的量无法继续增加，宝宝需要的其余营养应该由各种食物补足。继续给宝宝喂母乳可持续给宝宝提供免疫保护和智力发育保护。而且，宝宝牙齿的发育，口腔运动能力增强，味觉、嗅觉、触觉的发展，胃肠道发育相对成熟和消化酶的分泌功能更加完善，宝宝对食物的好奇等心理需求，都为宝宝接受母乳以外的食物做好了准备。6 个月左右是给宝宝添加辅食的最佳时机。

添加辅食的时候最好由一种食物开始，逐步达到食物的多种多样，坚持从稀到稠、从少到多、从细到粗、循序渐进的原则，从泥糊状食物慢慢过渡到固体食物，并且逐渐增加辅食的次数和每次的量。在家里最好单独制作婴儿辅食，用蒸、煮、炖等简单的烹调方式，少加糖和盐，适量加烹调油，尽量让孩子体会到食物的原味，养成少盐少糖的口味习惯。喂辅食的时候，要注意观察孩子的饥饿和吃饱信号，万不可强迫孩子进食。制作辅食和喂辅食的过程要注意卫生和安全，避免给孩子难咀嚼的颗粒状食物，以防误入气管引起窒息。需要定期给孩子测量身高和体重，评估是否维持着正常和健康的生长发育。米糊、稠粥、软面、软饭等是宝宝能量的重要补充，肉泥、肝泥、蛋黄等富含铁的泥糊状食物是优质铁营养的重要来源，一个鸡蛋、50 克左右瘦肉、5 ~ 10 克肝脏类食物基本可以满足宝宝对铁的需要。维生素 A 对宝宝视觉发育、体格发育和免疫力也有重要的作用，动物肝脏、蛋黄、黄红色或绿色蔬菜水果含维生素 A 较丰富，也是良好的辅食。

知识扩展

如何安排辅食时间，如何判断孩子饥饿或吃饱

刚刚加辅食的时候，以不影响母乳喂养为主，可以在两次喂母乳之间喂辅食。随着孩子长大，逐渐增加辅食的次数和量，并减少母乳的次数。从小给孩子建立良好的饮食习惯，辅食时间安排在家人就餐时间附近或同时进行，这样可以逐渐形成与家人一日三餐一致的规律，这样也方便家庭生活。给孩子准备固定的座位和餐具，在安静、轻松的环境下吃饭，不要边吃饭边看电视、玩玩具、看手机等，这些会干扰孩子进餐。喂孩子的人要多多和孩子互动交流，观察孩子的饥饿或吃饱信号。当孩子看到食物表现出兴奋、小勺靠近时张嘴、舔吮等，表示孩子饥饿；当孩子紧闭小嘴、扭头、吐出食物时，表示已吃饱。在孩子大一些时，小手更灵活了，可以尝试让孩子自己拿食物或用小勺吃饭，锻炼孩子的手眼协调能力，逐步过渡到孩子可以完全自己吃饭。但是，孩子吃饭时，为了保证安全，应有大人在旁照看。

 误区解读

1. **辅食有粥就够了**

粥的主要成分是水，尤其是稀粥，而孩子 6 月龄后生长发育较快，仅吃母乳和粥不能满足孩子对多种营养的需求。辅食应该从米糊、稀粥、稠粥等逐步过渡到软面、软饭、蛋黄泥、肉泥、肉末、碎菜、水果粒、蒸蛋等固体食物，这些食物比粥的营养更丰富，更

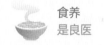
能保证孩子的营养需要。

2. 买的辅食比自己家做的好

市场上的辅食成品不一定比家庭自制的辅食更好，两者各有优缺点。购买的食品比较方便，食品质量也有基本保证，但是价格比较贵，食品种类也有限；家里自己现做的食品更新鲜，原材料、制作方式、是否添加调味品等可以自己掌控，还可以根据婴儿的喜好和月龄选择多种食物搭配，更容易实现均衡营养。

青少年合理营养

小凡今年从小学升入初中。每天一大早，都是匆匆忙忙吃上几口早餐，背上书包就出家门。下午放学回来第一件事就是翻零食柜，一个劲儿喊饿。零食吃饱了，晚饭也没法好好吃。小凡妈妈很担心，孩子正是长身体的时候，总是不能好好吃饭肯定不行。小凡进入青春期，对自己的身材也格外关注，减肥两个字经常挂在嘴边，常常饥一顿饱一顿，还说要减肥就不能吃主食。

 小课堂 ∙∙∙∙∙∙∙∙∙∙∙∙∙∙∙∙∙∙∙∙∙∙∙∙∙∙∙∙

青少年的一日三餐该如何安排

儿童青少年正处于生长发育的关键时期，合理营养、均衡膳食是儿童青少年生长发育的重要保障。做到食物种类丰富，粗细搭配，荤素搭配，深浅搭配，健康烹饪，多采用蒸、煮、炖、清炒等烹饪方式，少油、少盐、少糖。三餐应规律，定时定量，尤其重视早餐质量。养成天天喝牛奶、足量饮水、合理选择零食的健康饮食行为。

早餐吃好。 不吃早餐或者早餐食物种类单一，会影响孩子的认知能力和学习效率，增加肥胖及慢性疾病风险，因此，每天要吃好早餐。早餐的种类要包含谷薯类、畜禽鱼蛋类、奶豆类、新鲜蔬菜水果四大类中的三类及以上，供能占全天总能量的 25%～30%。早餐时间在 6:30—8:30 最为适宜。

午餐吃饱。 午餐是一天当中最重要的一餐，安排在 11:30—13:30 为宜，供能占全天总能量的 30%～40%。午餐要做到荤素搭配、食物多样。主食选择米或面制品，粗细搭配。午餐可包含 2～3 种蔬菜、1～2 种动物性食物、1 种豆制品和 1 种水果。

晚餐清淡。 在 18:00—20:00 吃完晚餐，供能占全天总能量的 30%～45%。晚餐应尽量是清淡、容易消化的食物，并且要少油少盐。要根据孩子早餐、午餐时的进餐情况，合理安排晚餐食物种类，查缺补漏，及时补充孩子在学校吃不到、吃不够的食物，保证全天营养平衡。主食可以选富含膳食纤维的食物，搭配蔬菜、水果、适量动物性食物和豆制品。晚上学习到很晚的初三、高三学生，可以喝一杯牛奶作为加餐。

合理选择零食。 正餐为主，零食次数要少、量要少，提供的能量不超过全天总能量的 10%。时间不要离正餐太近，不能影响正餐，更不能替代正餐。优先选择正餐中摄入不足的食物作为零食，如水果、奶及奶制品、坚果等。少吃高盐、高糖、高油及烟熏油炸零食，不喝或少喝甜饮料。

知识扩展

考试期间的饮食秘诀

主食来补脑。考试期间，大脑对氧的消耗量增加。通过主食如二米饭、八宝粥、杂粮馒头等补充碳水化合物，为大脑供能。

饮食宜清淡。考试期间压力大，孩子没有胃口，可以准备清淡的饮食，如鱼、禽、蛋、瘦肉、豆制品、蔬菜等食物，少吃油炸、肥肉、腌肉等高油脂和加工食物。

食品要安全。食用新鲜食物，避免剩饭；清洗、切割和盛放食物的餐具和器具注意生熟分开；避免生冷食物；不要尝试之前没有吃过的食物。

加餐要适当。一小包原味的坚果、一盒牛奶或酸奶、新鲜干净的水果都可以用作加餐。

孩子的营养问题不仅只是在考试期间。营养对健康的作用是一个漫长、逐渐积累的过程，需要家长为之付出长期的努力，我们为孩子准备的每一餐都是孩子健康成长的重要基石，都十分重要。

 误区解读

孩子正是"抽条"的时候，胖一点没关系

很多家长认为，上学的孩子正是长身体的关键时期，多吃一些才有精力学习，也能为长高"蓄能"，胖一点也没事，反正要"抽条"。其实，青春期的肥胖会影响到孩子的正常发育，反而会影响"抽条"。首先，肥胖会打乱青春期发育正常节奏，把性成熟时间提前 2～3 年，发育的时间提前了，但是生长周期变短了，孩子的长高"后继乏力"。其次，青春期的肥胖会导致垂体分泌生长激素减少，生长激素分泌不足也会影响孩子长个。最后，臃肿的体型会导致孩子运动能力受限，孩子越胖越不爱运动，形成恶性循环，对长个也有很大影响。孩子肥胖非但不能很好地"抽条"，还会影响到孩子的智力发育，而且青春期肥胖延续到成人的可能性更大，由于肥胖导致的相关健康危险也会增加并持续到成年，影响孩子一生的健康。

老年人合理营养

　　王大爷今年 82 岁，半年前因为胆囊结石在医院做了一次手术，虽说是腹腔镜下做的小手术，可感觉术后"元气"一直没有恢复，老是感觉乏力，食欲减退，最近 3 个月体重下降 3 千克。子女们很是着急，海参、虫草和保健品买了很多，鼓励大爷使劲儿吃。子女们孝顺，王大爷很欣慰，也想着努力吃饭，快点恢复，别给年轻人"添乱"，天天大鱼大肉，换着花样吃。结果一个月后，这乏力和体重下降不但没有恢复，反而时常胃部不适、肚子胀、反酸，一测体重，又瘦了 1 千克。王大爷很无奈，这可如何是好？

 小课堂

老年人如何维持营养的摄入量

　　老年人的饮食，应保证每餐食物的多样化，保持良好的饮食习惯，做到每餐定时定量规律进食。消化吸收不好时可以安排少量多餐，每餐间隔 2～3 个小时。制备食物应细软，易于咀嚼、吞咽和消化。避免油炸、肥腻、甜食、辛辣刺激等食物和调味品。保证充足的蛋白质摄入，适当增加富含优质蛋白质的食物，优选鱼、禽、蛋、瘦肉、奶类、大豆及其制品等，给予适宜的能量。尽量避免肥肉、烟熏和腌制等加工肉、动物油等摄入。保证充足的新鲜蔬菜和水果摄入。做到每餐有蔬菜，多选择深色蔬菜；做到每日有水果，如果咀嚼鲜果困难，可以选择用鲜榨果泥代替，但要做到鲜榨现喝。注意饮水，无心肾功能异常者，每日 1 500～2 000 毫升，少量多次规律饮水。尽量选择白开水或淡茶水，不喝或少喝含糖饮料。避免饮酒。

老年人要优先保障饮食，当因咀嚼吞咽功能受限、消化吸收能力下降或疾病等原因，导致整体基础饮食量或部分食物摄入量不满需求量的 80% 的时候，可根据具体情况使用全营养粉、蛋白粉等以五大营养素为基础的营养补充食品。阿胶、冬虫夏草、人参、燕窝等传统补品，益生菌、番茄红素、人参皂苷、花青素等功能性保健食品，则是在满足基本饮食需求的基础上，再根据身体的实际情况及功能性需求选择。

 知识扩展 //////

老年人怎么吃饭才健康

八条饮食攻略保证老年人营养平衡。

食物品种需丰富，合理搭配餐餐有。可以从以下着手：品种要多样、餐餐有蔬菜、水果种类多、动物性食物换着吃、奶类和豆类多种类选择。每天 300～500 克蔬菜，200～300 克水果。果蔬的选择，品种越多样越好，颜色越丰富越好，气味越多样越好。但血糖高者要注意选择糖分含量少的水果。

动物性食物和大豆类食品要足够。最好每日摄入 300 毫升以上牛奶或同等营养奶制品。如乳糖不耐受，可以选择舒化奶、酸奶等。首选鱼类和禽类等白色肉类，但红肉及内脏每周也建议吃 2～3 次。鸡蛋 1 天 1 个。多选择豆制品，但要警惕深加工的豆制品。

良好就餐环境要营造，充足食物摄入要保证。鼓励老年人和家人一起进食、力所能及地参与食物制作，融入家庭活动，有助于增加食欲和进食量。吃好三餐，少量多餐，规律进餐。三餐之外，上午或下午还可以有个小加餐，如水果、酸奶或坚果等。

加工方式要合适，食物细软易消化。老年人的食物不宜太粗糙、生硬、块大、油腻，应尽量选择质地松软易消化的食品。把食物切小切碎或磨成细粉等，煮软烧烂。多炖煮蒸烩焖烧，少煎炸和熏烤等的烹饪方式。主食尽量粗细搭配，粗粮细做。

控盐食物智慧选，吃油种类要选清。食盐控制在 5 克/天以内，尤其是"三高"人士，要少吃咸菜、酱豆腐等高盐食物。建议日常使用富含单不饱和脂肪酸多的植物油，少用动物油脂，每人每天烹调油摄入 20～30 克即可。

营养品可以用，适量使用最合理。当老年人因生理、疾病等原因，饮食量下降至不足目标量摄入量的 80% 时，可以在医生和临床营养师指导下，合理使用特殊医学用途配方食品、营养强化食品或营养素补充剂。但也需要避免摄入过量。

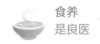
摄食能力要关注，易食食品要了解。老年人要关注自身的咀嚼、吞咽功能是否异常，要警惕肉类、蔬菜等难咀嚼的食物慢慢远离餐桌。可以通过合理烹饪，以保证均衡营养摄入和摄入安全。

饮食情况要关注，不良习惯要改正。日常可以记录自己的饮食情况，以观察进食的食物种类是否丰富，尽可能达到每天 12 种每周 25 种食物的推荐。如体重降低，要看整体的食物摄入量是否降低，每天摄入的食物种类、食物量是否符合中国居民膳食推荐量。

总结一个顺口溜送给大家——

每天到底吃多少？判断有点小技巧：

两到三勺植物油，酱醋不超五克盐；

手掌大的鱼和肉，大致二三两左右；

鸡蛋一个可以有，牛奶半斤不嫌少；

两餐之间吃水果，拳头大小刚刚好；

双手并拢来一捧，叶菜正好够一斤；

馒头米饭和玉米，蒸煮软烂好咀嚼；

早吃饱来午吃好，晚上不要吃太饱；

这些内容您参考，吃个八分饱更好。

 误区解读

"老来瘦"不可取，就要多吃

有些老年人患有慢性胃炎等疾病，消瘦乏力，抵抗力低下，容易生病。这时候家属认为增加抵抗力应多吃蛋白质食物，精心制备海参鲍鱼高级食材，鼓励天天吃、使劲儿吃，吃一段时间后，人越吃越弱。这是因为老年人消化功能不好，看似吃得不少，殊不知，吃得越饱，消化吸收负担越重，反而吸收不良，人更孱弱。此时，饮食上更应强调少量多次，别吃太饱，多吃几次，更易消化吸收。同时，存在营养风险或不良的情况，可以加用口服肠内营养。

老年人科学饮食

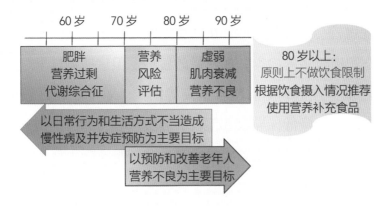

老年人不同年龄段主要营养健康风险与目标

老年人出现咀嚼和吞咽障碍怎么办

王大姐发现，她的妈妈王大妈上了年纪以后吃饭越来越慢了，固体食物吃得是越来越少，越来越不愿意吃肉和蔬菜了，只是吃些粥或者烂面条。而且，每次吃完饭，还会表示胸口会闷痛，同时，声音也会变得沙哑。喝水也总呛咳，吃到酸的、辣的也会止不住地咳嗽。王大妈最近躺床上不爱动，经常昏睡，还经常发低烧，身体也开始快速消瘦。去医院检查，低烧

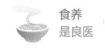
是吞咽障碍导致的吸入性肺炎引起的。王大姐非常焦急，如何在保障王大妈营养的同时又预防吞咽障碍呢？

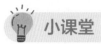 小课堂 ● ● ● ● ● ● ● ● ● ● ● ● ● ●

人老了，咀嚼和吞咽能力也会退化

中年以后，我们的咀嚼能力就开始缓慢下降，直至步入老年后，会出现吃食物费力，或者咬不动、嚼不烂的问题。逐渐地，老年人对食物就会出现偏好性，比如更爱吃易嚼的米面点心；比起瘦肉更爱吃肥肉较多的肉类，如炖烂的猪蹄。但这些偏好下，存在肥肉中蛋白质少且饱和脂肪酸含量高等问题。难嚼、韧性较大的蔬菜、瘦肉的摄入降低，导致老年人的健康出现问题。国内外关于咀嚼能力或牙齿状况对健康影响的研究发现，咀嚼能力低下或口腔健康差与老年人罹患营养不良、肌少症、肥胖、代谢综合征、循环系统疾病等呈正相关。需要注意的是，1990年前，咀嚼能力下降与营养不良、体重降低等相关的研究较多；随着经济和生活水平的提高，1990年后，咀嚼能力低下反而会导致与肥胖相关的现象偏多。

同时，随着年龄的增长，生理功能的退化以及心理疾患、药物的副作用等，高龄老人有不同程度吞咽功能下降的问题。比如容易呛咳，进食后发生胸痛、呼吸困难、声音变沙哑，经常仰头吞咽，或者经常无缘由发热等，有些症状明显，有些症状隐秘。吞咽是人类生存最基本的能力，如果发生障碍，就会失去品尝食物的乐趣，导致生活品质的下降。同时，还会增加气管防御障碍和营养摄入障碍。气管防御障碍的后果就是异物吸入性肺炎、窒息等，而营养摄入障碍会导致低营养或脱水、脑血管疾病的罹患和复发、褥疮的发生等，以至身体健康发生连锁的恶性循环。

无论哪种障碍都是会威胁到老年人的生命安全，一定要尽早发现，并采取适合的营养干预手段。

快速筛查有无吞咽障碍的饮水试验

分级	表现
1级（优）	能顺利地 1 次将水咽下
2级（良）	分 2 次以上，能不呛咳地咽下
3级（中）	能 1 次咽下，但有呛咳
4级（可）	分 2 次以上，但有呛咳
5级（差）	频繁呛咳，不能全部咽下

注：患者端坐，喝下 30 毫升温水，观察所需时间和呛咳情况。正常：1 级，5 秒之内；可疑：1 级，5 秒以上或 2 级；异常：3、4、5 级。

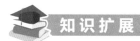 **知识扩展**

存在咀嚼和吞咽障碍的老年人，如何保障营养

有咀嚼和吞咽困难的老年人，要注意选择适宜质地的食物或选择合适的烹饪方法调整食物的物理性状。比如咀嚼困难的老年人可以选择相对较软的食材，或者将食物切成较小的颗粒或者煮软烂。吞咽困难的老年人饮用的液体食品不要太稀，需要适当调高稠度；固态食品应选择柔软易变形、不易松散、密度均匀顺滑，以减少进食引起呛咳误吸的风险。在制作吞咽困难食品时应遵循以下原则。

如果食物过硬，要将较硬的食品搅拌粉碎，使其便于咀嚼和吞咽，一些无法通过烹饪变软且切碎后容易分散的食物，可以选择同

等营养价值易吞咽的食物替换。

喝稀的液体时，需要增稠后再饮用，如在水、饮料、果汁、牛奶中加入增稠剂，增加食物的黏稠度，降低食物在咽部和食管中流动的速度。

避免同时食用固体和液状混合的食物。

食物需要达到均质、顺滑的状态。当然，食物性状的选择应根据吞咽功能评估的结果来确定，因地制宜地选择适宜食物并进行合理配制。

当然，如果食物本身状态无法满足需求，可根据需要添加适当的食物调整剂，调制成需要的性状。比如在液体、泥状、糊状食物添加增稠组件，使其形成凝胶状态。

当老年人无法吞咽或无法自主进食时，可以选择经鼻胃管进行管饲喂养法，将食物匀浆或者肠内营养配方，通过少量多次被动进食的方式给予营养补充。

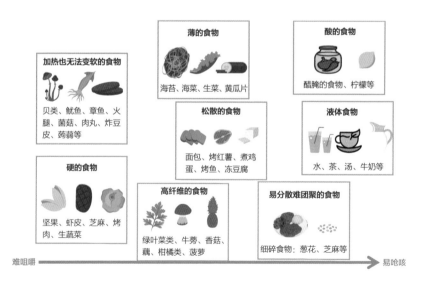

食物和呛咳的关系

误区解读

高龄老人要吃细碎的食物

很多家属会认为细碎的食物无需咀嚼，更适合嚼不动、吞咽困难的老年人，但存在咀嚼、吞咽障碍的老年人口腔功能整体低下，除了咀嚼、吞咽功能下降外，口腔对食物的团聚功能也较低，因此，吃过于细碎分散的食物，很容易发生食物的口腔残留及呛食。食物口腔残留是导致老年人口腔卫生不良的主要原因。虽然细碎的食物呛食后不容易导致窒息，但由于老年人很难将呛咳进入肺部的食物咳出肺部，而口腔不洁容易对食物造成污染，会导致老年人患吸入性肺炎的风险大大增高。因此，老年人在进食时，除了考虑食物的细碎度外，也要考虑整体的食物是否易团聚、易吞咽。

老年肌少症的膳食营养解决方案

李大妈今年80岁了，年轻时很苗条，身高163厘米，体重只有不到50千克。年初，因为地滑摔了一跤，李大妈就一直卧床了。可能因为长期卧床，不活动，她吃得更少了。短短六个月，瘦了10千克，现在身体佝偻，手指蜷缩，皮包骨。医生诊断是重度营养不良和肌少症。家人非常担心，不知如何是好。

小课堂

肌少症如何预防和治疗

肌少症是指与增龄相关的骨骼肌质量和肌力减少或躯体功能下降，又称肌肉衰减综合征、肌肉减少症、少肌症。肌少症作为常见的老年综合征之一，因其发病率高、起病隐匿，对机体影响广泛。

肌少症最重要的是预防，步入老年后，肌肉总量和肌力会快速衰减，特别是 80 岁以上老年人的肌肉总量可能只有 30 岁时候的一半。因此，中年时期的运动和营养、肌肉储备会直接影响老年肌少症的发生。除此以外，长期不良的生活饮食习惯，如久坐不动、不爱运动、吸烟、喝酒、饮食不规律等，或是会对饮食造成影响或增加身体消耗的疾病，也会增加肌少症的风险。因此，肌少症的预防要从中年时期开始，要养成良好的生活、运动习惯，开展肌肉锻炼、注意肉蛋奶等蛋白质食物的充分摄入，注意均衡饮食、预防慢性疾病等的发生。

肌少症分为原发性和继发性两大类，原发性肌少症主要是年龄增长引起的，最佳治疗方法是肌肉锻炼，但也要配合充足的能量、蛋白质、支链氨基酸、维生素 D 等的摄取。继发性肌少症与营养、运动、疾病相关，需要对症治疗：营养型肌少症需要进行合适的营养管理；运动不足型肌少症要减少不必要的卧床和禁食，做到尽早离床；如果是侵袭性疾病、恶病质、神经肌肉疾病等导致的肌少症，需要在对疾病进行治疗和管理的同时，配合营养管理，肌肉训练量力而行。

通常老年人肌少症是在多种原因作用下发生的，需要采取康复治疗和营养管理并用的方法，从而提高老年人的日常生活质量。

肌少症对症治疗方法

肌少症原因	对症治疗方法
年龄增长	肌肉训练
活动减少	肌肉训练、尽早离床
营养缺乏	营养管理
疾病	疾病治疗、营养、运动

知识扩展

老年肌少症的膳食营养解决方案

肌少症一般伴随着营养不良，因此，均衡、足量的经口饮食是肌少症膳食营养改善的基础。可以加强蛋白质、维生素等促进肌肉合成营养物质的补充。由于通常老年肌少症患者很难通过日常饮食摄入自身所需营养，所以建议使用营养补充食品。

建议每天摄入 1.2～1.5 克／千克体重的蛋白质，其中优质蛋白质占比 50% 以上。多吃瘦肉或多吃富含支链氨基酸的食物，如豆制品、鸡胸肉等。饮食补充蛋白质要均匀分配至三餐摄入，额外补充蛋白质要安排在两餐之间，以确保蛋白质的最大利用率。

补充蛋白质的产品，首选乳清蛋白等消化和吸收利用率较高的蛋白质。在日常膳食和运动的基础上，可每天额外补充 2 次，每次 10～15 克。

β- 羟基 -β- 甲基丁酸（β-hydroxy β-methylbutyric acid，HMβ）

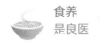
是蛋白质调节中的关键活性代谢产物，推荐老年肌少症患者，尤其是久坐或卧床的老年人每日补充 3 克。

另外还可每日补充 3 000 毫克的 DHA 外加一定量的 EPA（最少 800 毫克 / 天），通过与其他营养物质联合使用，可使老年人肌力和肌肉蛋白的合成能力提高。

当老年肌少症患者血清 25（OH）D ＜ 50nmol/L 时，晒太阳和补充维生素 D 可以明显增加肌力。70 岁以下老年人推荐每天补充维生素 D 600IU；70 岁及以上老年人为 800IU。

通常单纯的膳食干预很难为老年肌少症患者提供足量的营养物质。因此，当饮食摄入量小于每天推荐目标量（20 ~ 30 千卡 / 千克）的 80% 时，推荐口服均衡营养补充食品（均衡营养粉、全营养特殊医学用途配方食品等）。每天建议摄入 400 ~ 600 千卡的除膳食以外的营养补充食品，可以在两餐之间或运动后服用。

小故事　　"年轻"的肌少症研究组织

2010 年，欧洲以老年医学、营养学等学会为中心的欧洲老年肌少症工作组给出了肌少症定义："以进行性的全身性肌肉量和肌力的减少为特征的症候群，伴随身体机能障碍、生活质量（QOL）低下和死亡风险"。根据这个定义，确定了肌少症的诊断条件为"肌肉量的减少伴随肌力或身体机能的低下"。

2014 年，以亚洲 7 国老年医学学者为主成立的亚洲肌少症工作组，在会议报告中首次提出了基于亚洲人数据的肌少症的定义、诊断标准及流程。包括年龄、步速、握力及肌肉量的评估指标等。

提升免疫力，该怎么吃

明明今年 19 岁，是一名大二的学生。由于从小受家人溺爱，他养成了挑食、偏食的习惯，喜欢吃肉，偶尔在家人的劝导下吃点儿蔬菜和水果。尤其是上大学后，他很少主动吃新鲜蔬菜和水果，经常吃快餐食品。最近两个月，明明常出现不明原因的牙龈出血、口腔溃疡；遇到天气降温或流感季节，他比从前易患上呼吸道感染，时常去校医院看病开药。明明感到很困惑，认为自己在学校的生活很规律，按时吃饭，每周定期参加足球、网球等运动，可还是不够健康，这是为什么呢？

 小课堂

提升免疫力，该怎么吃

要想提升免疫力，合理膳食、均衡营养是基本要求。2 岁以上的健康人群应坚持谷类为主的平衡膳食模式，每天的膳食应包括谷薯类、蔬菜水果、畜禽鱼蛋奶和豆类食物；平均每天摄取 12 种以上食物，每周摄入 25 种以上，合理搭配一日三餐；日常膳食采取"小份"菜肴来增加食物种类、常变换同类食物中不同品种的食物、精细谷物与全谷物和杂豆类食物的粗细搭配、动物性与植物性食物的荤素搭配，以及不同颜色食物间的深浅搭配等方式选用多类别多品种食物，并合理搭配，从而做到食物多样化和平衡膳食。适当增加富含优质蛋白质和 ω-3 脂肪酸的食物，优选鱼、禽、蛋、瘦肉、奶类、大豆及其制品等。为保证摄入足够的维生素 A、维生素 C、维生素 D、维生素 E 和铁、锌等矿物质，一日三餐都要摄入充足的谷类食物，多吃蔬菜和水果，常吃全谷物、大豆制品，适量食用坚果，适量吃鱼、禽、蛋、瘦肉。必要时可辅助服用维生素 D 等营养素补充剂。此外，培养清淡饮食的习惯，少吃高盐和油炸食品，量化用盐，减少烹调油和动物脂肪用量。

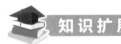 **知识扩展**

怎么吃饭才能支持免疫系统

免疫力是人体抵抗病原体、免除罹患疾病的能力。蛋白质、矿物质和维生素是人体免疫功能的物质基础，因此，营养直接决定着机体的免疫状况。营养不良会损害免疫系统，增加对传染性和非传染性疾病的易感性，影响人们的正常工作、学习和生活，甚至威胁健康和生命。饮食不妨参考以下七条攻略，既能满足机体能量和营养素的供给，又能保证营养搭配的平衡。

食物多样。一日三餐的食物要种类全、品种多。每天的食物摄入均应包括谷类（含全谷物）、薯类与杂豆、蔬菜和水果、畜禽鱼蛋奶、大豆类和坚果，即早餐摄入 3～5 种，午餐摄入 4～6 种，晚餐 4～5 种，加上零食 1～2 种。长期挑食和偏食会造成食物摄入单调，导致人体营养素摄入不足或缺乏，应该从婴幼儿和少年时期培养食物多样的健康饮食行为。尤其是农村居民或老年人应改变食物单一的饮食习惯。

合理搭配。许多人为了控制体重或追求健康，常不吃或少吃主食，或只吃粗杂粮；也有人存在偏食的不健康饮食行为，常吃大量畜禽肉类。这些不良饮食行为增加了膳食相关慢性疾病发生风险。应按照三大产能营养素碳水化合物（供能比 50%~65%）、蛋白质（供能比 10%~15%）和脂肪（供能比 20%~30%）的主要食物来源进行合理搭配，其中，植物性食物（谷薯类）富含碳水化合物，而动物性食物（畜禽鱼蛋奶）是蛋白质和脂肪的良好来源。

餐餐有谷类。每餐可选用不同种类的谷类食物，采用不同的烹饪方法，制作成各具风味和口味的主食。大米可做成米饭、米粥、米粉、米糕等；小麦可做成面条、馒头、烙饼、疙瘩汤、包子等；注意精米、精面与全谷物（糙米、燕麦、小米、荞麦、玉米等）和杂豆（红小豆、绿豆、芸豆、花豆等）的粗细搭配，保证三餐中至少有一餐含有全谷物或杂豆；在外就餐时也别忘记吃主食。

适量选择肉蛋奶和豆制品。鱼、禽、蛋、瘦肉是平衡膳食的重要组成部分，但有些含有较多的饱和脂肪酸和胆固醇，摄入过多可增加肥胖和心血管疾病等发病风险，应当适量摄入。由于鱼虾等水产品脂肪含量相对较低，且还有较多的不饱和脂肪酸，首选鱼虾类，每周最好吃 2 次以上；其次是禽类，其脂肪含量相对较低，且脂肪酸组成也优于畜类；畜肉类脂肪含量高，应选瘦肉，每人每周畜肉摄入不超过 500 克。少吃或不吃烟熏和腌制肉类的加工食品。牛奶及奶制品富含钙、优质蛋白质，养成天天吃各种奶制品的习惯，建议每天喝 300 毫升以上液态奶。乳糖不耐受的人可以选择舒化奶，或酸奶、奶酪等发酵乳制品。对于一般人群而言，鸡蛋一天一个即可。

大豆及其制品含有较多的优质蛋白质及植物化合物，可多选用豆芽、豆浆、豆腐、豆腐干等。豆豉、腐乳等发酵豆制品往往多盐，要适量食用。

多吃新鲜蔬果。餐餐有蔬菜，每天不少于 300 克新鲜蔬菜；天天吃水果，每天 200～350 克新鲜水果。蔬菜要变换种类，每天至少达到 3～5 种，深色蔬菜应占蔬菜总量的一半以上。每天 1～2 种水果，首选应季水果。

坚果不宜过量。坚果含有较高的不饱和脂肪酸、维生素 E 等，但脂肪含量高，要注意适量，每周可摄入 50～70 克，相当于每天带壳葵花籽 20～25 克（约一把半），或花生 15～20 克，或核桃 2～3 个。首选原味坚果。

清淡饮食。成年人应改变烹饪和饮食习惯，逐渐养成清淡口味，每天摄入食盐不超过 5 克，烹调油 25～30 克。

 误区解读

增加青少年的抵抗力，就要多吃蛋白质

这个观点是片面的。蛋白质是生命的物质基础，人体内各种类型的蛋白质发挥着重要的生理功能，同时，蛋白质是免疫的基础。为此，对于处于生长发育期的青少年，家长们普遍认为应多吃乳类、肉类、鱼类、蛋类和大豆及其制品，精心烹调各类以动物性食物为主要原料的菜肴，甚至购买海参、燕窝等食材，要求孩子天天使劲儿吃，鸡蛋和牛奶吃得越多越好。长期这样吃，发现孩子出现超重肥胖、血脂异常，这是为什么呢？富含优质蛋白质的食物往往含有较多的脂肪，能量密度又高，摄入过多易造成能量摄入过剩导致体内脂肪堆积，从而导致超重肥胖和血脂异常。故青少年也应在平衡膳食基础上，增加优质蛋白质摄入的时候注意适量，避免过量摄入肉类食物。

哪些营养素和智力发育有关

小宝宝阳阳现在 8 个月了。满 6 月龄后，家人开始在母乳喂养的基础上给阳阳添加辅食，白天阳阳妈妈外出工作，主要由奶奶看护孩子，饮食以辅食为主。阳阳的辅食品种以谷类为主，包括小米粥、碎面条，每天一个鸡蛋羹，偶尔搭配肉泥。最近，家里人发现阳阳的身高、体重及运动功能（大运动和精细运动）均落后于其他同龄孩子。阳阳的家人很担心，这是为什么呢？

 小课堂

哪些营养素与智力发育有关

与智力发育密切相关的营养素主要有以下 9 种。

蛋白质。低蛋白营养状态影响脑细胞中蛋白质及 DNA 的生物合成，神经细胞数目减少，影响神经细胞的树突、轴突发育，突触形成受阻，同时影响神经轴突之间的信息传递，从而抑制智力发育。

脂类。脑细胞的 60% 由类脂组成，类脂被称为大脑的物质基础。其中，磷脂是合成大脑记忆素——乙酰胆碱的前体物质。亚油酸、亚麻酸、ω-3 脂肪酸（如 DHA 和 EPA）等与智力发育有密切关系，适量摄入能够促进脑功能的发挥。

维生素。维生素 A、B 族维生素和维生素 C 等对于维持氨基酸代谢、脑功能及神经功能有重要作用。维生素 A 促进脑发育，长期维生素 A 不足会导致智力低下。维生素 B_1、维生素 B_2、维生素 B_6、维生素 B_{12}、维生素 PP 等参与脑内蛋白质代谢，对脑功能及智力发育有促进作用。维生素 C 能使脑细胞结构变得坚固并且消除脑细胞结构的松弛和紧缩，起到保护大脑功能的作用。

铁。缺铁可导致大脑及全身细胞缺氧，长时间大脑缺氧影响智力及脑功能受损。缺铁性贫血和铁缺乏会影响儿童的智力发育，婴幼儿期患有缺铁性贫血的儿童，其智力发育的低评分会从早期的缺铁期开始一直持续下去。

锌。可促进核酸及脑内蛋白质合成，参与脑部发育及稳定细胞膜，与其智力发育有一定的关系。缺锌可能与厌食、偏食等原因有关，表现出食欲减退、生长速度变缓、记忆力低下、注意力不集中等，应尽量食物多样化，合理搭配。

钙。充足的钙可以使脑细胞保持正常的活动，使人情绪稳定，能维持持久的注意力。

碘。碘对智力的调节是通过甲状腺激素的作用完成。脑发育阶段，神经元的迁移和分化，神经突起的分化和发育，以及髓鞘的形成和发育都需要甲状腺激素的参与。缺碘会严重影响儿童青少年智力发育。

铜。对促进大脑发育、提高智力方面起关键作用。智商较高的儿童头发中铜含量也较高，铜缺乏会导致智力发育迟缓和反应迟钝。

铅。身体中铅的蓄积量和智力高低呈负相关。体内铅含量过高影响儿童青少年的智力发育，导致记忆力、注意力、语言等功能损害，严重影响学习成绩和行为。

 知识扩展

如何喂养才能促进 5 岁以下孩子的智力发育

从胎儿到出生后 2 岁是婴幼儿大脑发育最快的阶段，5 岁以下儿童正处于体格生长发育和智力发育的关键时期，生命早期的营养和喂养对婴幼儿智力发育具有至关重要的影响。

0～6月龄： 母乳喂养能完全满足 6 月龄内婴儿的能量、营养素和水的需要，母乳中的 DHA、牛磺酸可满足婴儿大脑发育需要，母乳喂养的婴儿有更好的智力发展水平。6 月龄内的婴儿应尽量给予纯母乳喂养，适当补充维生素 D，无须补钙和喂水。如遇特殊情况不宜母乳喂养或需要添加其他食物时，应咨询专业的医务人员。

7～23月龄： 满 6 月龄起必须在继续母乳喂养的基础上添加辅食，从富含铁的泥糊状食物开始，如强化铁的婴儿谷粉、肉泥、肝泥等。高铁食物首选富含血红蛋白铁的动物性食物，如瘦猪肉、牛肉、动物肝脏、动物血等，每天可选择 1 个鸡蛋、50 克左右瘦肉，或每天 5～10 克肝脏类食物。此外，适量摄入富含多不饱和脂肪酸的深海鱼或补充相应的营养素补充剂有助于大脑的发育。辅食添加原则：每次只添加一种新食物，逐步达到食物多样化；从泥糊状食物开始，逐渐过渡到半固体和固体食物；逐渐增加辅食频次和进食量。尽量少加糖盐，油脂适当，保持食物原味。

2～5岁： 学龄前儿童生长发育速率与婴幼儿相比略有下降，但仍处于较高水平。首先要食物多样，规律进餐，满足机体能量需要。为了保护和增进大脑的发育，提高智力发育，应多选择富含磷脂的食物，如蛋类、鱼类、动物肝脏、大豆等；增加蛋白质特别是优质蛋白质的摄入，应鼓励儿童每天饮奶，建议每天饮用 300～500 毫升奶或相当量的奶制品；适量摄入富含不饱和脂肪酸的鱼类及海产品、大豆及制品、坚果等或补充相应的营养素补充剂。

 误区解读

母乳喂养最营养、安全，可延迟辅食添加

母乳是婴儿最理想的食物，母乳喂养经济、安全且方便。那么，有人认为满 6 月龄后的婴幼儿可以继续纯母乳喂养，延迟辅食添加。结果发现婴幼儿生长发育迟缓，智力和运动发展均表现异常，为什么呢？因为液体状的奶类含水量多，能量和营养素的密度比固体食物低很多，所以纯母乳喂养已无法满足 6 月龄后的婴幼儿所需要的能量和营养素。另外，满 6 月龄时添加辅食也与婴幼儿的口腔运动能力，及其对不同口味、不同质地食物的接受能力相一致。因此，满 6 月龄时，必须在继续母乳喂养的基础上引入各种营养丰富的食物。延迟辅食添加会增加婴幼儿能量及蛋白质、铁、锌、碘、维生素 A 等缺乏的高风险，进而导致营养不良以及缺铁性贫血等各种营养缺乏性疾病，会造成长期不可逆的不良影响，包括智力发育。少数有特殊情况的婴幼儿须在医生指导下选择辅食添加时间，一般情况满 6 月龄应尽快添加。

哪些膳食因素和认知功能有关

　　王奶奶今年 70 岁，生活在农村，每天只吃两餐，很少吃零食。饮食比较简单，早饭常吃大米粥配咸菜，午饭会炒一个荤菜或素菜，主食以大米饭或馒头为主。如果家里有儿女或亲朋送的鸡蛋、牛奶，她就会吃鸡蛋、喝牛奶，吃完不会自己主动购买。最近，王奶奶经常发生不明原因的头晕、乏力；记忆力也不如从前了，总是忘记把东西放哪儿了，但对年轻时候发生的事情记得清清楚楚；偶尔有话到嘴边说不出来的情况。在外地工作的女儿回家探亲，发现母亲经常回忆不起来前几天发生的事情。女儿感到很困惑，母亲日常生活规律，身体健康，没有任何慢性疾病，这是怎么了？

 小课堂

与老年人认知功能相关的膳食因素有哪些

　　轻度认知损害（mild cognitive impairment，MCI）指患者具有主观或客观的记忆或认知损害，但其日常生活能力并未受到明显影响。MCI 是介于正常老化和痴呆之间的中间状态，进一步发展为痴呆的风险较高，但 MCI 是可逆的。除年龄、性别等不可调节的因素外，膳食因素是 MCI 可调节的影响因素之一，与老年人认知功能障碍的发生关系密切。从营养素、以食物为基础的膳食模式角度，主要包含以下五方面。

碳水化合物。摄入大量碳水化合物时，体内血糖水平迅速上升，高血糖水平会引起炎症反应，加速脑细胞的死亡，导致大脑功能的减退。所以主食每天不要超过 300 克，要多样化，全谷物或粗杂粮占 1/3 以上。

脂肪酸。ω-3 脂肪酸（DHA、EPA）可减少自由基对脑组织的损伤，其缺乏与认知障碍的发生有关。辛酸是一种独特的饱和脂肪酸，天然存在于乳类和棕榈仁油中，通过解决大脑糖代谢减少的问题而稳定甚至改善认知障碍的症状。

维生素。维生素 A 及其体内活性代谢产物的抗氧化性对大脑发育、神经再生及神经系统功能的维持具有重要作用。

维生素 C 和维生素 E 均易通过血脑屏障，可通过抗氧化作用减少 β 淀粉样蛋白的沉积和形成，对中枢神经系统发挥着重要的保护作用。维生素 C 缺乏会导致老年人认知功能低下，摄入维生素 E 较多的老年人发生痴呆的风险较小。

血浆叶酸、维生素 B_6、维生素 B_{12} 的低水平与神经系统损伤密切相关。缺乏叶酸、维生素 B_6、维生素 B_{12} 的人群可能更易患脑功能障碍尤其是老年人认知障碍。

维生素 D 可通过调节自身免疫系统改善认知功能，也可以调节炎症反应，从而改善记忆及学习能力。

矿物质。某些微量元素可以减少各种自由基和过氧化物的生成，减轻神经细胞的氧化损伤。认知功能损害者的血清锌、铁、铜和硒含量常有不同程度减少，而铝含量增加。长期高水平的锰暴露也会导致神经衰弱，影响认知功能。及时从饮食中获取钙，对维持人体骨骼健康和大脑健康至关重要。

膳食模式。是人们实际生活中食用各种食物的组合习惯。地中海沿岸国家的地中海膳食模式富含单不饱和脂肪酸和抗氧化剂，有益于大脑健康。该模式提倡多吃橄榄油、豆类、非精制谷物、水果、蔬菜和鱼类，适当吃奶制品，适度饮用葡萄酒，少吃肉类和肉制品。

在我国，多红肉少鱼的膳食模式可能与认知功能障碍有关；以水果、蔬菜、鱼、坚果和豆类摄入量较高，肉类、高脂肪乳制品和甜食摄入量较低为特点的膳食模式可能降低痴呆的风险；多摄入植物性食物，适量摄入动物性食物的膳食模式可改善中老年人认知功能；高油盐膳食对认知功能有一定的负面影响。

 知识扩展

合理膳食，改善认知功能

随着年龄增长，认知功能会发生正常减退。膳食是延缓认知功能减退，预防认知功能障碍发生的重要手段。因此，老年人饮食不妨参考以下八条攻略，既能满足机体能量和营养素的供给，又能改善认知功能。

合理膳食，预防营养缺乏。老年人要合理选择多样化的食物，特别是易于消化吸收和利用，富含优质蛋白质的动物性食物和大豆类制品。有些老年人担心动物性食物含较多的饱和脂肪酸和胆固醇，多吃会增加慢性疾病发生风险，而很少甚至不吃动物性食物，这是不必要的，建议老年人每餐都应有一定量动物性食物，每天鱼40～50克，畜禽肉40～50克，蛋类50克左右，食用畜肉时尽量

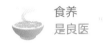

选择瘦肉，否则易导致贫血、肌肉减少、抵抗力降低、衰弱等。

餐餐有蔬菜，多吃水果。老年人应尽可能变换着吃不同种类的蔬菜，特别是深色蔬菜，如油菜、青菜、菠菜、紫甘蓝等；尽可能选择不同种类的水果，每种摄入量不用太多，种类可以丰富些。

多吃富含抗氧化、抗炎物质的植物性食物。神经炎症是引起认知功能障碍的因素之一。很多从植物中分离的抗氧化、抗炎症物质（姜黄素、白藜芦醇、胡萝卜素、花青素等）有明显的抗神经炎症作用。建议老年人日常饮食中经常食用富含这些物质的食物，例如姜、芥末、咖喱；玉米、高粱、芸豆、花豆等谷类及杂豆类，粗细搭配；大豆及制品；适量的坚果（花生、核桃、榛子、开心果）；以及多种深色蔬菜和水果（西红柿、胡萝卜、南瓜、紫甘蓝、彩椒、鳄梨、柑橘、柚子、柿子、杧果、蓝莓、黑莓、覆盆子、桑椹、李子、苹果、樱桃、草莓、油桃、菠萝和含皮葡萄等）。

多吃富含钙的食物。老年人应每天换着花样吃不同种类的富含钙的食物，如各种奶类及其制品（牛奶、羊奶、奶粉、奶酪、酸奶等），大豆及其制品（黄豆、青豆、黑豆、豆腐、豆皮、豆浆等），菠菜、空心菜、芹菜等新鲜蔬菜，以及虾皮、小鱼、海带、芝麻酱。大多数老年人没有食用奶制品的习惯，建议老年人每天要保证300～400毫升牛奶或相当量的奶制品。乳糖不耐受的老年人可以选择舒化奶或酸奶。

多吃富含 ω-3 脂肪酸和维生素 D 的食物。老年人应增加摄入含 ω-3 脂肪酸的鱼类（如三文鱼、鲭鱼、金枪鱼、鲱鱼、沙丁鱼）等海产品、坚果、蛋黄，并食用一定量的动物肝脏。经常在日光下进行户外活动，增加维生素 D 体内合成。

多吃食用菌。食用菌含有丰富的维生素，建议老年人根据自身咀嚼能力选择不同种类且安全的食用菌，如香菇、金针菇、杏鲍菇等。

尽量低盐饮食。老年人往往因味觉减退口味偏重，但高盐摄入是导致认知功能下降的危险因素。因此，建议老年人烹饪时尽可能减少盐量，购买包装食品时应查看营养成分表来选择少盐食物，少吃高盐食物（咸菜，火腿、培根等加工肉制品，盐焗坚果等），餐馆就餐时点低盐菜肴或主动要求减盐。

老年人认知功能
与膳食

适当应用营养素补充剂。在医生或营养师指导下合理补充维生素 D 和含多种微量营养素的膳食营养素补充剂。

 误区解读

健康老龄化，就要少吃肉

动物性食物，尤其是畜肉类，含有较多的饱和脂肪酸和胆固醇，这些是公认的引发慢性疾病的危险因素。另外，老年人咀嚼和消化能力减弱。因此，许多老年人从自身健康角度出发很少甚至拒绝吃畜禽肉类。长期这样吃，不少老年人出现贫血、肌肉量减少、衰弱、抵抗力明显下降等健康问题，个别老年人记忆力下降。这是因为蛋白质、钙、铁等是维持老年人健康的重要营养素，人体对动物性食物中蛋白质和微量营养素的吸收利用率高。瘦猪肉、牛肉、动物肝脏等含有较高的优质铁。肉类食物富含优质蛋白质，对维持老年人肌肉量、预防肌肉衰减有益，而肌肉衰减又与认知功能减退有关。建议老年人摄入充足的肉类食物，尽可能每天鱼和畜禽肉各

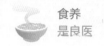

40～50克，尽可能换着花样吃猪肉、牛肉、羊肉、鸡肉、鸭肉、鱼虾类，少吃肥肉多吃瘦肉，不要集中一餐摄入大量肉类以防消化不良。另外，可以采用炖、煮的烹饪方式来烹调软烂的肉类菜肴。

营养状态的自我监测

28岁的小赵身高168厘米，体重已经高达150千克，他意识到了身体出现了问题，到营养科进行了咨询，医生详细了解了小赵的营养及膳食状况。长得胖其实并不代表身体拥有充足的营养，而是因为长时间不良饮食习惯和生活习惯，导致身体各部位囤积了大量的脂肪。这一类人通常会对高脂肪、高热量的食物非常感兴趣，而摄入的营养元素并不全面，如果长时间只摄入高脂肪、高热量食物，就会造成营养不良的问题。那么自己如何评价自己的营养和膳食状况？

 小课堂 ● ● ● ● ● ● ● ● ● ● ● ● ● ● ●

如何评价膳食状况

膳食调查是计算被调查对象在一定时间内通过膳食摄取的能量和各种营养素的数量和质量，以此来评定该调查对象正常营养需要能得到满足的程度。比较常见的膳食调查方法有称重法、记账法、膳食回顾法、化学分析法、食物频数法等。

称重法：运用日常的各种测量工具对食物量进行称重或估计，从而了解自己当前食物消耗情况。调查期间需要对每餐所吃主食、副食的生重、熟重及剩余食物称重和记录，计算出用餐的生食物重量；将一天各餐的结果加在一起，得出每天摄入的各种生食物重量，查阅食物成分表计算出能量和各种营养素摄入量。

记账法：根据集体就餐单位账目来获得被调查对象的膳食情况，从而得到在一定期间内的各种食物消耗总量和就餐者的人日数，计算各种食物的人均摄入量，再计算食物所供给的能量和营养素摄入量。

膳食回顾法：又称膳食询问法，是临床上最为常见的膳食调查方法，该方法对被调查者各种主食、副食摄入情况进行 1 天或多天的回顾调查（包括在外就餐），获得个人每日各种食物摄入量，再借助食物成分表计算出能量和各种营养素摄入量。该方法简便易行，但所得资料比较粗略。适用于个体的营养素摄入状况评价。

化学分析法：通过化学分析测定一日食品中的营养含量，有双份饭法和双份原料法两种方法。收集被调查对象一日膳食中所摄入的全部主副食品通过实验室化学分析方法来测定其营养素含量。该方法得到营养素结果可靠准确，仅限于较小规模的调查。随着互联网＋、可穿戴设备等技术的进步，一些现代技术和手段也被应用于膳食调查。

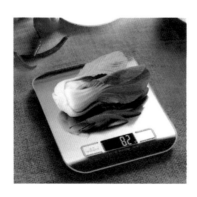

食物称重

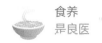

知识扩展

如何评价自己的营养状况

营养评价除了上文提到的膳食调查，还包括人体测量、症状询问、体征检查以及实验室检查，另外还有多项综合营养评价工具。在应用这些工具进行营养评价前，常会先进行营养筛查。

营养筛查包括营养风险筛查与营养不良筛查。营养风险筛查常用的筛查工具是营养风险筛查2002（nutrition risk screening 2002，NRS2002），NRS2002包括疾病的严重程度评分、营养状况受损评分、年龄评分三个方面。营养不良筛查可使用营养不良通用筛查工具（malnutrition universal screening tool，MUST）等。如果存在营养风险或者营养不良的可能，需要进行评价，进而评判人体的营养状况，确定营养不良的类型及程度，估计营养不良带来的风险，并评估营养治疗的疗效。目前常用的营养评价工具有主观整体评估，患者主观整体评估以及微型营养评估等工具。

人体测量的指标包括身高、体重、体成分、上臂围、上臂肌围、皮褶厚度等；临床体征检查是指通过观察被检查者，寻找具有营养不良诊断意义的症状，如水肿、肌肉消耗、皮炎等，收集被检查者营养及健康状况的资料。观察被检查者的脸色、体型、精神状态可以对其营养状况有一个初步估计；详细检查头发、眼、唇、口腔和皮肤等，可进一步推测何种营养素的缺乏。如皮肤干燥、粗糙、无正常光泽、脱屑或毛囊凸起如疙瘩，可能与维生素A缺乏有关；甲状腺肿可见于碘缺乏者；口角湿白、裂隙、溃疡及色素沉着可能与维生素B_2缺乏有关。

机体营养状况的实验室评价是了解人体营养状况最主要的方法。通过收集血液、尿液等生物标本，采用特定的生物标志物，可客观、灵敏地显示机体营养状况的早期变化，往往可观察到临床缺乏症状出现前代谢功能变化，故有人称之为亚临床检查法。有关蛋白质的生化检验包括血液指标和尿液指标，血液指标主要是测定血浆（清）蛋白如总蛋白、白蛋白、前白蛋白、纤维结合蛋白、运铁蛋白等。蛋白质是构成肌肉组织的重要成分，尿液指标主要是通过测定尿肌酶、尿 3- 甲基组氨酸、脯氨酸水平来反映肌肉蛋白的数量和代谢情况，从而间接反映机体蛋白质营养状况。维生素水平还可测定血清（浆）维生素 A、维生素 C、维生素 D 水平等。

如何看懂食品标签

在我们的日常生活中，饮食靠在家做饭、在单位吃食堂或在外进餐厅解决，有时候还会去超市或网上购买各种各样的预包装食品。当我们拿起一个食品时，很自然地会去查看包装上的各种说明，包括文字、图片、商标。这些包装上的文字、图形及一切说明就是食品标签了。各国政府正是通过对食品标签的管理，规范食品企业向消费者的宣传；消费者也是通过阅读食品标签来了解食品特点，选择需要的食品。

小课堂 ·································

食品标签都包含哪些内容

一般来说，食品标签要包括以下内容：食品名称、配料表、净含量和规格、生产者和 / 或经销者的名称、地址和联系方式、生产日期和保质期、贮存条件、食品生产许可证编号、产品标准代号、营养标签以及其他应标识的内容。

知识扩展 ///

食品标签原来包含了这些信息

在读食品标签的时候，除了食品名称、品牌以外，还有两个重要内容揭示了食品的品质和营养内涵，就是配料表和营养标签。配料表中标出了在制造或加工食品时使用的各种原料、辅料以及食品添加剂。在看配料表时，我们要关注排名前三的原辅料，因为配料表的标识顺序是按照投料量由多到少排序的，这些原辅料决定了食品的主要营养特点。

营养标签属于食品标签的重要组成部分，是指预包装食品标签上向消费者提供食品营养信息和特性的说明，包括营养成分表、营养声称和营养成分功能声称。下图是食品标签中的营养标签，即营养成分表。表中给出了五种营养成分的含量，如每 100 克食品中含能量 1 781 千焦、蛋白质 26.4 克、脂肪 11.6 克等。并且还在右侧列出了营养素参考值（％）。

项目	每 100 克	营养素参考值
能量	**1781 千焦 (kJ)**	**21%**
蛋白质	**26.4 克 (g)**	**44%**
脂肪	**11.6 克 (g)**	**19%**
——反式脂肪酸	0 克 (g)	0%
碳水化合物	**51.4 克 (g)**	**17%**
膳食纤维	3.6 克 (g)	14%
钠	**118 毫克 (mg)**	**6%**
维生素 A	400 微克视黄醇当量 (μgRE)	50%
维生素 D	10.6 微克 (μg)	212%
维生素 E	16.00（毫克 α- 生育酚当量）mgα-TE	114%
维生素 B$_1$	2.66 毫克 (mg)	190%
维生素 B$_2$	1.60 毫克 (mg)	114%
维生素 B$_6$	1.60 毫克 (mg)	114%
维生素 B$_{12}$	3.20 微克 (μg)	133%
维生素 C	87.5 毫克 (mg)	88%
烟酸	16.00 毫克 (mg)	114%
叶酸	250 微克 (μg)	62%
泛酸	7.50 毫克 (mg)	150%
生物素	37.5 微克 (μg)	125%
镁	178 毫克 (mg)	59%
钙	497 毫克 (mg)	62%
铁	9.2 毫克 (mg)	61%
锌	6.90 毫克 (mg)	46%
硒	50.0 微克 (μg)	100%

营养成分表

也就是说，为了使消费者在选择食品的时候了解食品信息，企业在包装上印制了食品标签，即包装上的文字、图形、符号及一切说明物。大家通过食品标签除了可以知道食品名称、品牌之外，还可以通过配料表了解食品的最基本组成，推断食品的基本属性；通过营养标签上的数字，可以知道食品的营养特性，从而更加科学地选择食品。

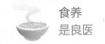
营养素补充剂可以经常吃吗

　　老李年近 60 岁，最近睡觉经常出现腿抽筋的现象。他每天都会喝一袋奶，但是抽筋现象并没有消失。到医院检测和分析后，医生建议他增加每日活动量，每日在户外晒太阳 1 小时左右，每日尽量喝 1～2 袋奶，并补充钙、镁、维生素 D、维生素 C 等营养素。后来，老李腿抽筋的情况慢慢消失了。

 小课堂 ● ● ● ● ● ● ● ● ● ● ● ● ● ● ●

常见的营养素补充剂有哪些

　　营养素补充剂是指以补充维生素、矿物质，而不以提供能量为目的的产品。其作用是补充膳食供给的不足，预防营养素缺乏和降低某些慢性退行性疾病的发生风险。

　　正规的营养素补充剂的营养成分一般包括：钙、镁、钾、锰、铁、锌、硒、铜、维生素 A、维生素 D、维生素 B_1、维生素 B_2、维生素 B_6、维生素 B_{12}、烟酸、叶酸、生物素、胆碱、维生素 C、维生素 K、泛酸、维生素 E 等。

　　只有当我们日常的膳食供给不足，身体有可能出现营养缺乏和发生慢性退行性疾病的风险时，我们才需要选择服用营养素补充剂。比如，睡眠时经常出现腿抽筋的现象，我们在增加日常饮奶量和适当运动的同时，可以选择服用含钙、镁、维生素 C、维生素 D 等的营养素补充剂。

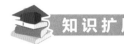

知识扩展

我国的营养素补给管理办法

营养素补充剂在我国食品管理领域属于特殊食品中的保健食品范畴。所以在食品标签上，会有一个"蓝帽子"样的图标，如下图。带有"蓝帽子"图标的营养素补充剂表示营养素补充剂的配方和剂量是在国家或省级食品药品监督管理部门注册备案过的，其生产是被严格监管的。

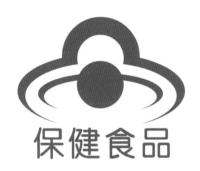

保健食品标志

在 2010 年之前，营养素补充剂的管理仅是按照《营养素补充剂申报与审评规定（试行）》进行管理。随着营养科学的研究进展，国家食品药品监督管理部门进一步丰富了营养成分的范围，明确了营养成分的化合物来源以及营养成分的功能声称用语，发布了《保健食品原料目录》和《允许保健食品声称的保健功能目录》。这就是现今我国营养素补充剂类产品管理的现状。

国际上也有很多类似的补充营养素的产品，我们可以称之为膳食补充剂，我国消费者一般通过跨境电商平台购买。这些产品的成

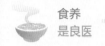

分种类、剂量设计可能与我国不同，故在选择服用的时候，千万注意不要过量食用，长期过量服用也会对身体造成损伤。

生活中减盐的小窍门

新手妈妈小张看着超市货架上琳琅满目的酱油犯起了难：是选择普通酱油给孩子做饭，还是选择价格要贵出几倍的儿童酱油？在纠结之下小张购买了××有机酱油（小童装）210毫升。这款产品宣称是减盐小童装，其营养成分表显示每10毫升含钠525毫克；而该品牌同系列的××有机酱油210毫升，每10毫升含钠498毫克。减盐酱油真的是低盐酱油吗？

食品营养标签帮你选择低盐食品

平衡膳食八准则有一条是"会烹会选，会看标签"。食品标签是预包装食品厂家向消费者提供的有关营养信息和特性的描述和说明。学会了看标签，能够帮助我们科学地、正确地选择商品。根据 GB 28050—2011《预包装食品营养标签通则》的规定：每100克/毫升的钠含量低于等于120毫克才可声称低盐（钠），低于5毫克才可声称无盐（钠）。所以减盐并不等于低盐。

购买食品时，要注意查看外包装上标示的钠含量，尽量购买同类食品中钠含量相对低的。例如食品标签中的计量单位通常是每100毫升或是每100克当中营养素的含量，有些商家会用小份量来进行营养素含量的描述，消费者忽略了换算，以致错选商品。即使是写有薄盐、低盐的商品，也要认真查看营养成分表中的钠含量。苏打饼干除了添加盐之外，还会添加小苏打，所以苏打饼干比普通的饼干的钠元素含量会高一些。即便是一款低盐的苏打饼干，它的钠元素的含量也很高。尤其需要小心一些吃起来不咸但钠含量不低的食物，比如果脯、奶酪、面包、薯片、方便面等。腌肉、腊肠、豆腐乳等腌制品也要少吃，这些都是含盐量很高的食物。挑选商品时，最好明确盐到底有多少，与其他含盐调味品（酱油、鸡精、味精等）一起用时，在总量控制上做到心中有数。

 知识扩展

生活中减盐的小窍门

应选用新鲜食材，采用多样的烹饪方法，如蒸、煮、炖等烹调方式，烹调时应尽可能保留食材的天然味道，这样就不需要加入过多的食盐等调味品来增加食物的滋味。另外，可通过不同味道的调节来减少对咸味的依赖。如在烹制菜肴时放少许醋，提高菜肴的鲜香味，有助适应少加盐；也可以在烹调食物时使用花椒、八角、辣椒、葱、姜、蒜等天然调味料来调味。烹制菜肴可以等到快出锅时或关火后再加盐能够在保持同样口感的情况下，减少食盐用量。对于炖、煮菜肴，由于汤水较多，更要减少食盐用量。烹制菜肴时加糖会掩盖咸味，所以不能仅凭品尝来判断食盐是否过量，而应该使用量具，如可以使用限盐勺、限盐罐控制盐用量，推荐成年人每日盐的摄入量 < 5 克。用咸菜作烹调配料时，可先用水

冲洗或浸泡,以降低盐的含量。如果使用酱油、蚝油、鸡精、味精等调味品,那么应该相应减少食盐的使用量。高血压风险较高人群也可以酌情使用高钾低钠盐,既满足了咸味的要求,又可减少钠的摄入。

食品中含有的盐分		调味料中含有的盐分	
生鲜食品	加工食品	显性调味料	隐性调味料
肉类、鱼类、蔬菜类基本不含盐分,但贝类、章鱼、鱿鱼类都属于高盐食品	酱腌菜等腌渍食品,面包、点心、火腿、熏肉、卤肉等加工食品的盐分含量都很高	盐、酱油等咸味调味品	沙拉酱、番茄酱、辣椒酱等风味调味料

含盐量的计算

一般目前市面上很多产品都有食品成分表,基本都会标注钠含量,可以通过钠含量来计算盐分含量。计算公式如下:

钠		相当于食盐量	
☐	mg × 2.54 ÷ 1 000 =	☐	g

*或者使用快速估算法:400mg 钠约等于1g 食盐。

饮食中摄入盐的主要途径和摄入量

 误区解读

不咸,所以盐含量不高

这个观点是错误的。隐形盐指酱油、酱类、咸菜以及高盐食品等中看不见的盐,鸡精、味精等调味料含钠量较高,应特别注意。一些加工食品虽然吃起来咸味不大,但在加工过程中都添加了食盐,如挂面、面包、饼干等;某些腌制食品、盐渍食品以及加工肉制品等预包装食品往往属于高盐（钠）食品。为控制食盐摄入量，最好的办法是少买高盐（钠）食品，少吃腌制食品。钠是预包装食品营养标签中强制标示的项目，购买时应注意食品的钠含量。一般而言，钠含量超过 30%NRV（营养素参考值）的食品需要注意少购少吃。一些食品食用量很少，却占成年人全天钠摄入量的 1/3：如 10 毫升酱油（1.6 ~ 1.7 克盐），10 克豆瓣酱（1.5 克盐），一袋 15 克的榨菜、酱大头菜、冬菜（约 1.6 克盐），一块 20 克的腐乳（1.5 克盐）。高盐食品指钠含量 ≥ 800 毫克 /100 克的食品。1 克盐 ≈ 400 毫克钠。根据《中国居民减盐核心信息十条》中的建议，我们判断一款食品是否属于高钠，就看它的钠含量是否超过限值：高钠固体食品钠含量 ≥ 600 毫克 /100 克，高钠液体食品钠含量 ≥ 300 毫克 /100 克。

如何健康吃油

食用油是我们日常生活中不可缺少的调料，大家每天做菜的时候都会使用食用油，因此合理用油对健康非常重要。市面上各种各样的食用油该如何挑选呢？面对超市里货架上琳琅满目的各种食用油，王大爷犯了难，不知该购买什么种类、什么等级的油。王大爷在购买食用油的时候，挑大品牌买、挑价格贵的买，认为这种是好的，但真的如此吗？

1. 怎么挑选食用油

我们在购买食用油的时候，第一看一下它的包装信息，观察它的品牌、生产厂家、保质日期、生产日期等信息是否详细完整，最好购买比较知名、品牌较大的企业生产的产品。第二是看油的色泽。好的食用油，在灯光下为透明状，一点也不浑浊，颜色为淡淡的黄色或者是棕黄色，颜色浅的比较好，如果是精炼油的话，越优质颜色越浅。第三是认准每种油的国家标准。生活中比较常用的食用油有菜籽油、大豆油、花生油，它们的推荐性国家标准分别为GB/T 1536、GB/T 1535、GB/T 1534，只要有这个标识，就是安全正规的油。再看食用油等级。食用油的质量等级由高到低分为4个等级，即1～4级，然而并不是等级越高就越好。1～2级食用油精炼程度高，纯度也高，颜色淡，无味、油烟少，通常适用于较高温度的烹调，如用于爆炒、油煎、干炸等，但精炼后营养也降低了。3～4级食用油精炼程度低，纯度也低，所以颜色比较深，油烟比较大，杂质含量也较高，比较适合温度较低的烹饪，它保留的营养会更多。

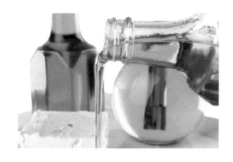

食用油

2. 如何通过食品营养标签选择少油食品

脂肪是人体必需营养素之一，它与蛋白质、碳水化合物是产能的三大营养素，具有为人体提供必需脂肪酸、促进脂溶性维生素吸收等生理功能。但是，过量的脂肪摄入容易导致肥胖等慢性疾病的发生。肥胖者、高脂血症、心血管疾病和脂性腹泻患者等人群建议尽量选择低脂食品。购买食品时，要注意查看外包装上标示的脂肪含量，尽量购买同类食品中脂肪含量相对低的。脂肪是营养成分表必须标注的项目，少油意味着这个食物的脂肪含量 ≤ 3 克 /100 克（固体），或脂肪含量 ≤ 1.5 克 /100 毫升（液体）。很多零食看着不起眼，脂肪含量却高得惊人，比如有的薯片近一半是油脂，食用五六十克就把每天烹调油不超过 25 克的指标用完了。

 知识扩展

生活中减油的小窍门

健康成人每人每天烹调油摄入量为 25 ~ 30 克。烹调油包括各种动植物油，植物油如花生油、大豆油、菜籽油、葵花籽油等，动物油如猪油、牛油、黄油等。烹调油也要多样化，应经常更换种类，以满足人体对各种脂肪酸的需要。烹调食物时尽可能选择不用烹调油或用很少量烹调油的方法，如蒸、煮、炖、焖、水滑熘、拌、急火快炒等，用煎的方法代替炸可减少烹调油的摄入。使用控油壶，减少油摄入。少吃或不吃油炸食品如炸鸡腿、炸薯条、炸鸡翅、油条、油饼等；并且在外就餐时，少点油炸类菜品。油炸食品，如炸莲藕、炸茄盒等不仅脂肪高、能量高，还会产生很多有害物质，尽量少吃。优选木耳、芹菜等不吸油的食材，少选茄子等吸油的食材。油大多存在于菜肴的汤汁中，不喝汤汁、不用汤汁拌饭。减少在外就餐，不得不在外就餐时，主动选择烹饪方式用油少的菜肴。高温烹调油、植物奶油、奶精、起酥油等都可能含有反式脂肪酸。反式脂肪酸摄入量每日不超过 2 克。

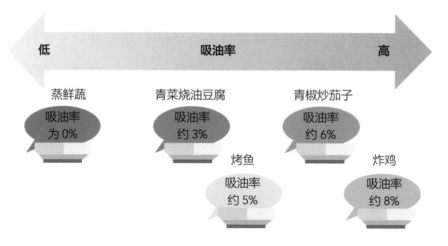

智慧选择烹饪方式，降低食物吸油率

 误区解读

1. 食用油脂肪含量越低越好

现代人普遍意识到摄入过多脂肪会对健康造成损害，故在选择食用油时，偏爱脂肪含量低的食用油。食用油是人体纯热能的食物来源，对人体健康有很多作用，儿童食用可促进大脑发育和骨骼生长，孕妇食用可增加母乳。因此，正确的做法是选择脂肪酸比例合理的食用油。

2. 吃一种植物油就可以

不同的植物油含有的脂肪酸种类是不一样的，如果长期食用某一种食用油，会导致体内脂肪酸代谢不平衡或某些脂肪酸缺乏，引起免疫力下降或导致疾病。不同种类的植物油应合理搭配，适量摄入。植物油要换着吃，主要考虑的是脂肪酸的平衡。如果脂肪酸构成类似，换着吃和不换的区别并不大。比如大豆油、玉米油和葵花籽油类似；茶籽油和橄榄油类似等。不同油脂替换，应该按照脂肪酸构成不同的品种来换，比如葵花籽油和花生油替换。

提防"甜蜜"的陷阱

糖是我们日常生活中不可缺少的食物，每天我们都会摄入不同种类的糖。作为一个典型的南方人，小李每年冬天都会开启"御寒甜蜜攻势"。例如，早餐刚"灭"掉两块拿破仑，中餐在食堂又拿了一盘糖醋里脊，下午茶点心是刚网购的冻米糖。小李认为糖就等于白砂糖或者说糖果这类直接能让我们感受到甜味的物质，食物含糖越多的就越甜，反之，不甜的食物就没有多少糖，可以安心地大胆吃。事实真的如此吗？

小课堂

人是怎样吃进去那么多糖的

推荐成年人添加糖的每天摄入量不超过 50 克，最好不超过 25 克，但几乎所有甜味食品中，都含有大量用白糖或糖浆做成的甜味剂。在人们常吃的甜食中，一大勺果酱约含糖 15 克，1 罐可乐约含糖 37 克，3 小块巧克力约含糖 9 克，1 只蛋卷冰激凌约含糖 10 克。如果不加注意的话，对于一些喜欢吃甜点、饼干、零食、饮料的人说，每天摄入 100 克以上糖很普遍，一颗方糖相当于 4 克白糖，也就是说，甜食爱好者一天不知不觉吃下了隐藏在食物中的 25 块方糖。

生活中，想要控制糖的摄入量，我们不单单要注意糖块、巧克力等甜食中糖的摄入，更要关注隐形糖的摄入量。所谓的隐形糖，不是指非游离糖（奶中的乳糖、完整水果中的果糖以及谷薯类中的淀粉），而是指隐藏在食物当中的游离糖。它们随处可见，却常常被人们忽略，比如蔗糖（存在于绵白糖、冰糖、红糖、白砂糖等中）、果糖、葡萄糖等，也包括添加的麦芽糖浆、淀粉糖浆等。游离糖中的添加糖，需要大家格外注意。添加糖，不仅存在于饮料、糖果、蛋糕、饼干、甜点、蜂蜜、糖浆、蜜饯等甜味零食中，还可能隐藏在似乎不甜的加工食品中，如番茄酱、酸奶、咖啡、膨化食品、芝麻糊、核桃粉、话梅等。值得注意的是，很多市售高度加工的产品，添加糖含量高，因此要警惕无意识中吃进去、喝进去的添加糖。

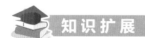 知识扩展

生活中减糖的小窍门

学会看食品标签：食品标签上的成分必须按含量多少排序，如果糖、砂糖、蔗糖、葡萄糖等字眼排在前几名，就要适量摄取，注意避免摄入隐形糖。**选取成熟度稍低的水果：**成熟度越高的水果含

糖越多，而成熟度稍低的水果不但含糖少，具有保健价值的营养成分还更丰富。**搭配芹菜等膳食纤维丰富的食物：**淀粉经人体消化后会转换成糖，吃白粥、米饭等富含淀粉、血糖上升速度快的食物，要配一些膳食纤维多、蛋白质丰富的小菜，例如芹菜拌香干。**糖和油不要一起吃：**糖和油都是含能量特别高的食物，如果一起吃，很容易导致"收入"大于"支出"。**饮料加奶别加糖：**100毫升甜饮料中含糖12至13克，以500毫升奶茶为例，含糖约50克，已达到每天上限，如果实在想喝，可以在红茶等饮料中加点鲜奶；尽量做到少喝或者不喝含糖饮料，更不能用饮料替代饮用水。用水果、低脂牛奶代替甜食，或用蜂蜜代替糖，可以使糖的摄入量减少一半；选择低血糖生成指数的食物，如酸奶、荞麦、绿豆、黄豆等。

误区解读

无糖食品可以随便吃

这是不正确的认知。无糖食品不一定是低热量食品，无糖食品中很多也含有高热量成分，可能在制作过程中添加了油脂等物质，产生的热量比食物本身还高。无糖食品也不能无限食用，吃无糖食品就要相应减少主食量，可以吃点粗粮相辅助。还有选择无糖食品时一定要注意，市面上的无糖食品五花八门，不是上面标注着"无糖"字样就是无糖食品。我们要看它的配料，有的食物中标注了"0蔗糖"但是原有的乳糖成分依然存在，有的可能会含有其他代糖成分如糖醇类，不能毫无顾忌地食用。

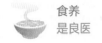
选择和使用调味品应注意什么

在我们的日常烹饪中，调味品是必不可少的。作为一位全职妈妈，小林会在市场上买各种各样的调味品，把调味品买回来之后，就会拆开调味品包装，把它们放到调料盒里。而一般调料盒的容量是比较大的，每天调味品的使用量也不是很大，每次小林都是把调料盒内的调味料品用完，再去换上新的调料品，一般也不会注意调味品的保存方法和注意事项。

 小课堂 ·············

调味品的贮藏方法

调味品保存的环境温度不宜过高或者过低，不宜太潮或者太干，有些也不宜多接触日光和空气。如近旁环境的温度过高，糖易溶化，醋易浑浊，葱、蒜易变色；温度太低，葱、蒜等也易冻坏变质；环境太潮湿，盐、糖易溶化，酱、酱油易生霉；太干燥，葱、蒜、辣椒等易枯变质。此外，脂类调味品多接触日光易氧化变质，姜多接触日光易生芽，香料多接触空气易散失香味等。

需要放进冰箱冷藏的调味品。发酵类调味品：如腐乳、豆豉、豆酱、鱼露及虾酱等，此类调味品在现行生产过程中，会引入生产菌种，后续保鲜处理时也不能完全杀灭内含微生物，因而在成品货架期仍保持生物活性，应注意冷藏保存。含蛋、牛奶、蔬果成分的调味品：如蛋黄酱、沙拉酱、番茄酱、花生酱、辣椒酱等，此类调味品储藏温度越高或储藏时间越长，发生非酶褐变的程度越严重。

适合室温干燥保藏的调味品。干货调味品：如五香粉、胡椒粉、十三香、茴香、花椒等，此类调味品水分含量低，不适合微生物生存，产品适宜存放在阴凉干燥处，防止吸收水分变质。还有含盐量高的调味品：如酱油、豉油等。

 知识扩展

购买使用调味品需要注意什么

调味品一次不建议买太多。调味品一次买入太多后容易在使用过程中出现风味降低、微生物超标等问题，建议买小袋调味品。

过期后不建议食用。调味品在开封后，环境中的微生物会进入产品，不断分解其中的营养成分，随着时间的延长，氨基酸、糖、蛋白质和维生素 C 等营养物质不断减少，营养价值逐渐降低，风味也越来越差。有些微生物还会代谢产生有毒物质，因此超过保质期的调味品，不建议食用。

避免盐摄入过量。酱油及发酵豆制品（豆豉、腐乳、豆酱等）盐分含量很高，6 克至 10 克酱油的含盐量与 1 克盐相当，食用时注意把握好量，避免盐摄入过量。

避免营养流失。蚝油、鱼露等水产调味品建议在出锅之前加入，避免高温久煮，破坏营养成分，失去鲜味。

误区解读

吃醋能够软化血管

这是不正确的认知。食醋是发酵食品，主要成分是有机酸，其中醋酸含量最高，一般可达 3% 以上。醋酸具有一定的腐蚀性，过量食用会灼伤胃黏膜和食管。食醋真正的好处是能提味增食欲，去腥解腻，减少食盐的使用，并在一定程度上抑制多种病菌的生长和繁殖，而进入人体内的醋酸达不到软化血管的目的。

为什么要控制饮酒

陈经理是做销售工作的，经常要应酬，陪客户喝酒。陈经理的酒量不错，酒桌上那是无往不利。平时没有应酬，晚上也喜欢小酌几杯，喝出了啤酒肚不说，记忆力也下降了。每次体检都是脂肪肝，近期更是发展成了肝硬化、肝腹水。陈经理吓了一跳，赶快去住院治疗，酒也不敢喝了！

 小课堂 ·············

饮酒有何危害

饮酒的危害不可忽视。乙醇的一级代谢产物乙醛具有毒性，是造成我们饮酒宿醉的罪魁祸首。长期过量饮酒，我们的心脏、肝脏、大脑、食管、胃等器官都会受损，罹患酒精性心肌病、酒精性肝脏疾病、脑病变、多发性神经炎、消化系统炎症、消化系统溃疡等疾病的概率增加，消化系统癌症风险的增加。

酒精的二级代谢产物乙酸虽然无毒，却会影响脑内神经递质的水平，使饮酒者产生快感、忘记痛苦。长期饮酒，会让我们大脑的中枢神经产生依赖感，出现酒精成瘾。如果不喝酒就会烦躁、低落或是出现暴力倾向等，严重影响家庭稳定和社会安定。

还有研究表明，长期饮酒，男性容易导致睾丸萎缩，精子数量减少，异常精子增多，精子活动力减弱，精液质量下降。女性长期过量饮酒，也会导致内分泌紊乱。

长期饮酒对我们身体各个器官造成的伤害也会造成机体免疫功能的下降；而免疫能力下降，会导致我们罹患各种感染、癌症的风险增高。

 知识扩展

如何健康喝酒

成年人如饮酒，一天饮用的酒精量不超过 15 克。这里的 15 克是纯酒精的含量，由于不同品种酒的酒精含量不同，不同品种酒推荐的最大饮用量不同。比如酒精含量较低的啤酒，一天差不多可以喝一罐，而酒度较高的白酒只能喝一口。

不同品种的酒精含量

类型（酒度）	含 15 克酒精的量 / 毫升
啤酒（4% 计）	450
葡萄酒（12% 计）	150

续表

类型（酒度）	含 15 克酒精的量 / 毫升
白酒（38% 计）	50
高度白酒（52% 计）	30

事实上，任何形式的酒精对人体健康都无益。虽然有研究证明少量喝酒对心血管等疾病的作用，但同时也有研究证明，即使是每天轻量饮酒，也会增加消化系统癌症的患病率。因此，还是要尽量避免饮酒。

因特殊原因，无法避免喝酒的，喝酒前吃一些富含蛋白质的食物，可以保护胃黏膜。喝酒时一定要吃主食。

为了下一代的健康，备孕的男性、女性需要提前 3 个月不喝酒，孕妇和乳母不应喝酒。即使是少量饮酒也会对胎儿和婴儿发育造成不良后果，酗酒更易导致胎儿畸形。

正处于生长发育阶段的儿童青少年不能饮酒。各器官功能不完善的儿童青少年，肝脏对酒精的解毒能力也弱，即使少量饮酒，也会对其大脑、神经及其他器官造成损伤，对学习能力、发育造成不良影响。而且，儿童比成年人也更容易酒精中毒。

不建议特殊职业工作人员（如从事驾驶、操纵仪器或从事精密手工制作的人）饮酒。

也不建议患病人群（如"三高"人士，胰腺炎、肝脏疾病患者等）饮酒。尿酸高的人不要喝啤酒。

误区解读

饮酒能助眠

很多人睡不着觉，喜欢睡前喝一杯"安眠酒"，但喝酒助眠是一个假象。因为刚开始睡前饮酒，的确会使我们入睡时间减少、慢波睡眠（深度睡眠）增加，给我们造成酒精可以助眠的假象；这种效果一般只有短短几天，身体就会产生耐受性，需要增加酒精摄入量，才可以获得相同效果，长此以往，形成恶性循环，酒越喝越多，助眠效果却越来越差。

同时，酒精还会加重白天的嗜睡，并导致阻塞性睡眠呼吸暂停症状的发作和恶化，进而导致睡眠质量差。

而且有研究发现，失眠症状和饮酒量过量会相互影响，即失眠导致饮酒过量，饮酒过量又会导致失眠症状。因此，饮酒助眠并不是明智之举。

答案：1. D；2. D；3. √

健康知识小擂台

单选题:

1. 合理饮食的核心是（　　）

　　A. 多样 + 适量

　　B. 平衡 + 安全

　　C. 多样 + 适量 + 安全

　　D. 多样 + 平衡 + 适量 + 安全

2. 属于食品标签内容的是（　　）

　　A. 食品名称　　　　　　B. 生产日期

　　C. 食品规格　　　　　　D. 以上都是

判断题:

3. 喝酒对健康没有好处，还是少喝得好。（　　）

各类健康人群合
理营养自测题

（答案见上页）

常见疾病的
营养管理

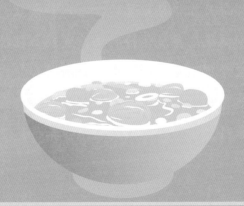

食养是良医。膳食营养是免疫的坚实基础，人体免疫应答的全过程都受到营养物质的滋养和影响。我们要保持健康的饮食结构、充足的营养，为免疫系统提供足够的养分；日常营养平衡、膳食合理，是维护免疫健康、提升免疫力的关键。在疾病状态下，合理的营养支持和治疗有助于增加自身免疫力，减少治疗并发症，节省医疗费用，提高生活质量。日常生活中，我们既要均衡饮食，合理营养，也要在面临疾病的情况下牢记食养是良医，进行个体化的营养调整：在均衡饮食的基础上，进行合理地调整，将更利于疾病康复。本部分总结了临床上常见疾病的膳食要点。

出现什么情况，要去营养科就诊

王老师今年55岁，出现血糖升高的情况已有六年多，平时爱在网上学习健康饮食小常识，是"健康幸福一家人"社交群的健康达人。内分泌科医生建议他吃药控制血糖，王老师不太当回事儿。听网友们说药一吃就停不下来，吃粗粮就能控制血糖，王老师每天粗粮杂豆管饱，七八种杂豆，四五种粗粮，自觉吃得特别健康。年底体检时候，发现血糖控制一般、尿酸升高了，而且尿里还有蛋白，去内分泌科和肾内科就诊，怀疑是糖尿病引起肾脏损害，内科医生建议粗粮杂豆也别吃太多，也去看看营养科，王老师有点疑惑，营养科，还能治病吗？

小课堂

什么是营养科

    三级医院里通常有一个临床营养科，大家一般都习惯说营养科，比如北京协和医院临床营养科，是1921年建院就有的六个科室之一。营养科顾名思义，和营养相关，也有人不免疑问，营养科，和吃饭相关的吗？是，也不全是。

谁需要看营养科

    营养科作为一个医院里的科室，有其专业的业务范围，管理医院食堂只是科室很小的一部分业务，营养风险筛查、营养评定、治疗膳食、慢性代谢性疾病营养管理、静脉输注途径建立、肠内营养输注途径建立、肠外肠内营养基础与临床应用、营养门诊和营养会诊等，都是营养科的业务范畴。

    那么，出现什么情况，要去营养科就诊？

    通俗说，可以正常自主饮食的人群，想要吃得更好、更健康，可以看营养科。为啥减肥非要去医院进行医学营养减重呢？医院营养科减肥最大的优势是安全，在安全的基础上保证减肥有效果，这是自己减肥和减肥中心所不具备的。从第一次来营养门诊做评估、做干预，再到出现问题如何处理，每一步都是标准化的，安全有效。

    得了常见的慢性疾病如高血压、高血糖、高尿酸、脂肪肝等的人，被诊断为慢性胃炎、肌少症、急慢性胰腺炎、克罗恩病、溃疡性结肠炎、乳糜泻和神经性厌食等的人，或出现胃癌、食管癌、结直肠癌、胰腺癌、肝癌和卵巢癌、肠梗阻等手术前后联合放化疗的患者，应该怎么吃怎么补，也是营养科的业务范围。

如果有朋友们因为疾病、手术原因，不能吃东西，营养科还可以进行静脉营养支持或肠内管饲营养支持等。

  知识扩展 ///

营养科可以进行人体成分测量吗

最近有个流行的词叫增肌减脂。单靠体重一个测量值，并不能准确反映人的胖瘦。有些"隐形的胖子"也得小心，他们体重虽然处于理想范围内，但瘦体重（或称去脂体重）少，肌肉少，脂肪超标，也属于肥胖。这个群体很容易被忽视，以女性多见，主要原因是体育活动少，肌肉不发达。

女性的皮下脂肪相对较多，正常时有圆润之美；肥胖时，脂肪容易集中在臀部及腿部，远看像梨，叫作梨形肥胖，专业术语是非向心性肥胖或女性型肥胖。

男性、老年人的脂肪主要分布在内脏部分，尤其是腹腔内的网膜、肾脏周围等，体重正常或轻度超标时不太容易看得出来；而肥胖就会出现"将军肚"，脂肪主要集中在腹部皮下和腹腔内，四肢相对要少一些，远看像苹果，叫作苹果形肥胖，专业术语是向心性肥胖、男性型肥胖或内脏型肥胖。这种肥胖对身体的危害更大。

营养科有仪器可以专门测量肌肉和脂肪含量，这个检测叫作生物电阻抗分析法。人体可以大致分为脂肪组织和非脂肪组织两类，非脂肪组织包括肌肉和骨骼，其中含有大量水和电解质，能导电；脂肪是无水物质，是电的不良导体。脂肪组织越多，电阻越大。生物电阻抗分析法就是在人体表位置固定几个电极，通过测量人体的电阻计算体脂。

同测量体表标志（如腰围）、计算腰臀比等方法不同，生物电阻抗分析法更直观细致，不但可以测量全身的体脂比例，还可以测量上下肢、内脏的脂肪含量。测量结果可以帮助营养专家提出个体化营养素推荐以改善营养状况；同时，了解了机体脂肪、蛋白质的组成，有助于制定目标性营养素分配，协助肥胖者减少体内脂肪堆积。

误区解读

减肥就是要少吃，不用看营养科

有人常说：减肥不就是饿肚子吗，减不下来就是因为毅力太差。实则不然，减肥的专业性特别容易被忽略，减肥是要限制能量的，饿一天两天容易，长期饿，是需要技巧和专业的。

肥胖后很容易合并疾病，有一些自己不一定知道，带病减肥，可能有危险。有的朋友来营养科减重，第一次发现自己尿蛋白异常，血肌酐异常，肾功能有问题，或者第一次发现自己心脏有先天缺损但对平时日常活动无影响，盲目减肥，一旦强度运动，会有危险。还有合并糖尿病、高尿酸血症、高脂血症、多囊卵巢综合征、抑郁症，甚至乳腺癌、子宫内膜癌、甲状腺癌等情况的，所以减肥还是有医院营养科的指导更安全。

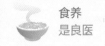
特殊医学用途配方食品是生病和康复期营养支持的好帮手

李女士得了乳腺癌，做完手术后接着进行了化疗，随后血浆白蛋白下降得厉害，到了 31 克／升（正常值为 40～55 克／升）。医生建议使用特殊医学用途配方食品（food for special medical purpose，FSMP）。根据她的身体状况，医生建议选择 FSMP 中的全营养配方食品＋蛋白质组件，每天 2～3 次。坚持吃了两周后，她的血浆白蛋白水平回升到 40 克／升，感觉到有力气了，并且可以进行下一轮的化疗。在之后的每一天，李女士都很配合地坚持吃 FSMP，血浆白蛋白水平在治疗期间比较稳定，没有再下降。在化疗结束后的康复期，李女士还会吃 FSMP，身体状况一直保持良好状态。

 小课堂 ● ● ● ● ● ● ● ● ● ● ● ● ● ● ● ●

FSMP 是什么

FSMP 是为了满足进食受限、消化吸收障碍、代谢紊乱或特定疾病状态人群对营养素或膳食的特殊需要，专门加工配制而成的配方食品。也就是说，FSMP 的食用者是营养不良、疾病或康复期的患者；需要经过医生或临床营养师的检查、评估和指导，方可食用 FSMP 或与其他食品配合食用。

按照营养成分的种类和配方剂量，FSMP 分为全营养配方食品、特定全营养配方食品和非全营养配方食品。全营养配方食品是指可作为单一营养来源满足目标人群营养需求的 FSMP。特定全营养配方食品是指可作为单一营养来源、能够满足目标人群在特定疾病或医学状况下营养需求的 FSMP。非全营养配方食品指可满足目标人群部分营养需求，不适用于作为单一营养来源的 FSMP。

全营养配方食品的组成必须包括蛋白质、脂肪、碳水化合物、13 种维生素和 12 种矿物质，而且对于每一种营养物质都有剂量要求，以确保作为唯一营养来源的 FSMP，可以最大程度地保障患者的基本营养需求。全营养配方食品分为适用于 1 ~ 10 岁人群的和 10 岁以上人群的两种。

特定全营养配方食品适用于 13 类疾病导致的营养不良或康复期患者，疾病包括：糖尿病，呼吸系统疾病，肾病，肿瘤，肝病，肌少症，创伤 / 感染 / 手术及其他应激状态，炎性肠病，食物蛋白过敏，难治性癫痫，胃肠道吸收障碍、胰腺炎，脂肪酸代谢异常，肥胖、减脂手术等。

非全营养配方食品包括：蛋白质 / 氨基酸组件、脂肪组件、碳水化合物组件、电解质配方、增稠组件、流质配方、氨基酸代谢障碍配方。营养科的医生们会根据患者的具体身体状况，个性化配制营养支持的食品。

FSMP 的配方设计和分类管理，都是从产品的营养作用考虑。所以当患者因为各种原因，发生营养不良（风险）时，都应该听从医生的建议，选择 FSMP 进行营养支持。临床数据显示，经过营养支持的人，他们的疾病康复程度要比非营养支持的人好很多，住院时间也更短。并且在院期间的花费也会节省约 30%。

知识扩展

FSMP 也有管理条例

FSMP 在我国属于特殊食品的管理范畴。为了消费者方便识别 FSMP，国家市场监督管理部门制定发布《特殊医学用途配方食品标识指南》，首次提出标注特殊医学用途配方食品专属标志"小蓝花"。"小蓝花"由四叶草和两片手形托叶组成，寓意着传递爱心、守护健康、凝聚力量，突出特殊医学用途配方食品营养支持特殊疾病状态人群的特性，便于识别、记忆和宣传。

特殊医学用途配方食品专属标志

《中华人民共和国食品安全法实施条例》第三十六条：特殊医学用途配方食品中的特定全营养配方食品应当通过医疗机构或者药品零售企业向消费者销售。医疗机构、药品零售企业销售特定全营养配方食品的，不需要取得食品经营许可。第三十七条：特定全营养配方食品广告按照处方药广告管理，其他类别的特殊医学用途配方食品广告按照非处方药广告管理。

不能吃饭时，如何保证营养

李先生今年 47 岁，一周前做了食管癌的手术，目前伤口恢复得差不多了，但是还没法像生病以前那样正常吃饭，每天只能喝一点儿汤汤水水，体重下降越来越明显，比三个月前瘦了 10 千克，自己感觉十分疲倦、没力气，走几步路就得歇一歇，只愿意躺着。家里人都非常着急，可是又不知道该如何把营养补充上来。

 小课堂 • • • • • • • • • • • •

不能吃饭时，如何保证营养

当无法正常吃饭或者进食的食物种类和量都不能满足日常营养需求的时候，就需要通过更加积极的手段和方式来进行营养支持。最常用的是口服营养补充，如果这仍然不能满足营养需求，那么就需要采用肠内营养管饲或者肠外营养支持了。

口服营养补充。可以作为自主进食不足的有效补充，通常是在两餐之间定时将能够提供多种宏量营养素和微量营养素的营养液体、半固体或粉剂的制剂加入饮品／水和食物中经口饮用。很多情况下，口服营养补充所采用的制剂是全营养产品，可以作为唯一的营养来源。当我们自己进食的饭量能在平时饭量一半以上的时候，可以采用口服营养补充来弥补摄入不足。换句话说，口服营养补充适用于自主摄入可以达到营养需要量 50% ~ 75% 的人。

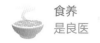
肠内营养管饲。是指通过放置鼻饲管的方式把食物匀浆或者专门的肠内营养制剂直接送到胃或者肠道里，经过胃肠道的消化和 / 或吸收，来满足自主进食不足的营养需求。短期应用可以通过鼻胃管（从鼻孔内放置细管到胃内）或鼻小肠管（从鼻孔内放置细管到十二指肠或空肠），如果需要长期肠内营养支持，也可以采用从腹部皮肤造口的方式放置细管到胃或小肠。这种营养支持方式多采用专门的肠内营养制剂药品或者 FSMP 作为单一的营养来源，满足日常营养需求。当自主进食不足正常需要量的 50%，或者应用口服营养补充仍不能满足营养需求、体重持续下降，就应当考虑进行肠内营养管饲了。

肠外营养支持。是指通过静脉输液的方式把人体可以直接进行代谢利用的营养素送入血液中，来满足营养需求。由于不经过消化和吸收，直接进入血液进行运输和代谢，因此肠外营养中的营养素都必须采用单独的、经过无菌处理的特殊营养药物，如葡萄糖、脂肪乳、氨基酸、维生素、矿物质和微量元素。肠外营养是完全人为的营养支持方式，不经过胃肠道，也没有自主调节的过程，应当由营养科医生根据情况判断各种营养素的使用量，制订方案。当应用口服营养补充和 / 或肠内营养管饲仍不能摄入充足的营养，无法满足全部营养需求的时候，就必须通过肠外营养支持的方式来进行营养摄入。

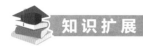 知识扩展

1. 什么样的人需要营养治疗

最近一周进食量比以往明显减少，近 3 个月体重下降 3～5 千克（非主动减肥），或者患有严重疾病，如果具备以上这三项中一项，就可能存在营养风险，应该请专业的营养科医生进行营养风险筛查及评估，经评估后存在营养风险的患者需要进一步营养治疗。另外有不良饮食习惯的糖尿病、心血管疾病、脑卒中、痴呆等慢性疾病患者，也需要通过营养治疗延缓疾病进展，保护重要脏器的功能，预防并发症发生。营养治疗的目标是多方面的，如帮助患者制订营养计划并形成良好的饮食习惯；将慢性疾病相关因素如血糖维持在接近正常的水平，达到理想的血压和血脂水平，降低动脉粥样硬化等心血管疾病危险因素；根据每个人的具体情况提供包括肠内、肠外营养在内的最佳个体化营养治疗方案，以改善其机体代谢和健康状况。

2. 如何判断营养支持是否充足

可从以下几方面进行判断：①人体测量指标，体重是否逐步增加至正常范围；皮褶厚度、小腿围、上臂围 / 上臂肌围是否比原来改善，条件允许下可进行人体成分分析，并动态监测体成分情况。②饮食日记，记录患者连续一段时间饮食摄入情况，根据个体情况综合判断摄入情况是否达目标量。③检查检验指标，如血红蛋白、白蛋白、前白蛋白、25- 羟维生素 D 等在营养支持后是否改善。④精神状态及身体机能，如老年肌少症患者经过营养支持后可以定期监测肌力，进行步速测试。⑤特殊体征，如缺乏维生素 A 导致的皮肤干燥粗糙、视力减退等，经过营养支持后是否改善。

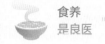

瘦人如何长胖

　　小王今年30岁，体型偏瘦，180厘米的个头，50千克的体重，加班后容易疲劳，经常爬四五层楼就没力气，家人和朋友们都说："大小伙子，得多吃点呀。"小王也很奇怪，周边的朋友们是"喝水都长肉"，只有他自己，使劲儿吃也不胖，有时候晚上吃多了，还会腹胀不适，第二天口干，嘴里味道不好。他想去医院检查一下，又不太好意思，觉得没啥基础疾病，因为消瘦看医生，该看哪个科，吃什么药……

 小课堂 ● ● ● ● ● ● ● ● ● ● ● ● ● ● ● ● ●

太瘦了，会不会有什么疾病

　　生活中，有些朋友"五行缺肉"，怎么吃都不胖，偶尔多吃点儿，胃肠马上不舒服，又瘦了。"喝水都长肉""全民皆胖"的时代，有人想胖而不得？事有反常，必有其因，很多时候仅仅一个消化不好解释不了。

　　从经验上，首先要排除疾病，需要把全身性的、比较严重的疾病排除后，再从消化方面找原因。

　　要注意全身性的问题，比如糖尿病，吃得挺多，但是瘦，一检查糖耐量或糖化血红蛋白就能确诊；甲状腺功能亢进（简称"甲亢"）的患者眼睛前突，基础代谢率增加，看谁都"不爽"，咋吃都不胖，一定得查一查甲状腺功能。

要注意一些严重的疾病（比如肿瘤），年轻人也别大意。工作压力大、生活不规律、经常有不典型的腹胀、体重下降等，要注意筛查胃癌。此外，还要注意结核病、免疫系统疾病累及消化道……

心理和压力问题也不能忽视。除了"压力肥"，也有"压力瘦"，有的孩子学习压力大，比较"要强"，越来越瘦的情况也屡见不鲜。

临床上先把以上情况排除后，才会把眼光落在消化系统上。

既往有没有消化道疾病，如暴食引起的胰腺炎，恢复后一吃油就拉肚子；幽门螺杆菌阳性引起的慢性胃炎，吃东西肚子就胀，晨起后口干。有没有消化道的重建，比如做过手术（胆囊切除、胃大部分切除、小肠部分切除等），消化道的结构发生变化，功能一定会有影响，如何平稳过渡，少走弯路，可能需要营养科医生的帮助。

有没有消化道结构异常，比如十二指肠瘀滞，简单来说，因为肚子里没脂肪，撑不住肠系膜上动脉和腹主动脉的夹角，十二指肠受压迫，引起呕吐腹胀、体重下降、营养不良……

通常，消瘦的朋友们来就诊，我们一般会按照这个思路去排查，同时会给大家进行专业的营养筛查和评估，如果评定结果判定为营养风险或不良，就建议进行专业的营养干预。

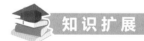 **知识扩展**

瘦人怎么吃才会胖

消瘦的朋友们想要长胖，或者已经由医生判定为营养风险/不良者，不妨试试下面的方法。

第一，到正规医院的消化内科、内分泌科、外科、心理科和营养科就诊，明确病因，别"头痛医头"，治标不治本。

第二，对症治疗，比如使用促进消化的药物和胃肠动力药物等。

第三，肠内营养。增重一定不是使劲儿吃就能解决的问题，不然早就胖了。这种时候在排除病因的同时，可以考虑加用肠内营养，这不仅是营养支持，而是治疗手段。通俗说就是按照制药工艺把各种营养素汇总到一块儿，同普通食物相比，成分更明确、营养更全面，稍加消化或无需消化即可吸收，也就是前文提到的FSMP。FSMP形式多样——有粉状的，像小朋友喝的奶粉，有液体的，像瓶装饮料；味道有甜的，有苦的，有比豆汁还难喝的——满足各种人的口味和需求。FSMP有糖尿病患者专用的，有肿瘤患者专用的，通常在医院里开具，应遵医嘱使用，使用过程中要注意足量和缓慢服用两个细节。严重营养不良者甚至需要肠内营养管饲来进行肠内营养，更严重的还要静脉输注肠外营养。这些操作更加专业，多在医院里进行。

第四，少量多餐。可以考虑三餐以外，在早餐到午餐之间、午餐到晚餐之间、晚餐到睡前加餐，加餐内容包括水果和酸奶等。

 误区解读

想长胖，得多喝汤

消瘦的朋友们总是吃不胖，家人们见天的煲汤觉得又美味又营养。但实际上，鸡汤鱼汤等营养少、油盐多，体型消瘦的朋友们喝汤未必能增加体重，与汤相比，煲汤中的瘦肉含有的营养物质（蛋白质等）会更多一些。

有的朋友在接受颈部淋巴结清扫手术、腹部肿瘤淋巴结清扫手术后，喝汤容易出现乳糜漏的并发症，出现乳白色的引流液，影响治疗效果，得不偿失。

瘦人如何长胖

减肥的那些事儿

小王今年大学毕业，刚刚走上工作岗位。她身高 160 厘米，体重 55 千克。小王工作认真努力，生活开心，和新同事们接触后，有一些体重方面的压力。单位的同事们好像都在减肥，她们的体重并不超标，甚至有些人看起来还有点儿瘦，有的不吃晚饭，有的每天只吃一顿饭，还有的更极端，美食随便吃，吃完轻轻一抠就全吐出来……时间长了，有的人开始便秘，有的人开始掉头发，甚至有人月经不规律，小王很困惑，到底谁需要减肥呢？

 小课堂

1. 谁需要减肥

生活中，肥胖的朋友们好像越来越多。体重超标，也不仅仅影响外貌，还可能引起身体各个系统的问题，比如增加糖尿病、高脂血症、高尿酸血症、脂肪肝、黑棘皮病、多囊卵巢综合征、肾脏疾病和肿瘤等风险。那么，到底谁需要减肥呢？

肥胖症是一种慢性代谢性疾病，成年人只有满足以下四个条件之一，才真正需要治疗：身体质量指数（BMI）[体重（千克）除以身高（米）的二次方] 在 28 千克 / 米^2 以上；BMI 24 ~ 28 千克 / 米^2，存在高血压、高脂血症、糖尿病等已知风险；男性腰围 ≥ 90 厘米，女性腰围 ≥ 85 厘米；男性体脂率 > 25%，女性体脂率 > 30%。

青少年肥胖被定义为 BMI 大于或等于同年龄同性别组的第 95 百分位；超重是 BMI 处于同年龄同性别组的第 85 百分位至第 95 百分位。如果 BMI 大于等于第 95 百分位数的 120%，则是重度肥胖。

2. 为什么要科学减肥

肥胖症常见的治疗，包括营养和生活方式干预、药物干预、手术治疗、心理干预和行为干预等，而科学合理的营养治疗联合运动干预仍是目前最有效、成本最低、最安全的基础治疗，体重管理一定要到专业的营养科、内分泌科和外科进行。生活中，有人自行采取生酮饮食，结果得重症胰腺炎住进重症监护室；有人自行节食减肥减出来胆结石；有人使劲儿吃粗粮杂豆减肥吃到痛风；有人抽脂减肥、埋线减肥，伤口感染天天换药；有人网上乱买减肥药，吃出问题；有人在减肥训练营减肥猝死；有人乱吃代餐把肝肾功能吃坏。这些并非危言耸听，科学减肥非常重要。

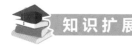 **知识扩展**

青少年减肥尤其要注意

和成人肥胖不同，青少年肥胖并发症不仅会危害躯体，还会影响心理。比如多囊卵巢综合征，女孩子青春期刚过，月经不规律，还出现异常的多毛症，长出来胡子，有久治不愈的痤疮等问题。比如睡眠呼吸暂停综合征，青少年睡觉打呼噜，甚至出现睡眠呼吸困难或明显的呼吸暂停，造成大脑缺氧，出现白天嗜睡、注意力不集中、学习困难等问题。对于世界观和人生观尚未完全建立的青少年来说，肥胖带来心理上的伤害很可怕，甚至还会影响自信心、造成社会适应能力差等。有 75% 的青春期肥胖会一直持续到成年，并延续了不合理的生活方式和代谢疾病。

不推荐肥胖的青少年去医院以外的减肥中心，媒体报道中不乏青少年不科学减重出现严重并发症甚至死亡的例子。建议去医院专业科室，如营养科、内分泌科等，进行评估与制订计划，主要是合理营养、适度活动、避免不良生活习惯、注意家庭的影响等方面。和成年人不同，青春期肥胖者的体重管理关键在于不能忽略生长发育的营养要求，要避免短期内体重迅速下降或体重降得太低，以免过犹不及，出现严重临床后果。青春期孩子，因为体重管理不当引起神经性厌食，后果严重，说是影响了孩子的一生也不为过，给家庭造成沉重的压力。青春期的体重问题应该引起我们的关注，提倡合理均衡饮食、适度活动、避免不良习惯等。体重管理，建议到医院的专业科室进行，做好评估与监测。

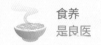
 误区解读

催吐可以减重

这个观点是错误的。催吐看起来是一种极好的方法，美食随便吃，不会增加体重。实则不然，催吐可以引起一系列不良反应，可能起始于消化道症状，进展于全身症状，严重于精神症状。

谁需要减肥

最开始，催吐后只是轻微的胃肠道不适，便秘、腹胀。催吐会让人掉头发，当不健康减重造成肌肉消耗过多，体重下降明显，身体会自我保护关闭"生发"等功能。催吐会引起掉皮，这是身体长期缺乏营养素的表现。催吐还会引起月经稀发，甚至继发性闭经，这是身体的"自我保护"，如果干预及时，体重恢复，月经可以恢复正常，如果长期如此，可能造成卵巢早衰，提前闭经。如果青年女性闭经再合并其他营养不良的表现，很容易出现心理问题，表现为暴食、有负罪感、难以沟通、易怒、失眠、跟家人关系紧张、抑郁等。

血糖高了，怎么吃

杨奶奶 10 年前被诊断为 2 型糖尿病，一直使用降糖药治疗，但血糖忽高忽低，有时候凌晨四点左右会出现恶心、心慌和大汗。近三年开始加用胰岛素，血糖仍然控制不好。诊断糖尿病以来，她从未正规看过营养科，按照自己的习惯控制饮食。每天两餐，全天主食不足 100 克，但是喜欢油饼、包子、粥这类主食。肉类、鸡蛋吃得也很少。此外，常常因为饥饿感摄入较多的糕点和水果。

 小课堂 ·················

糖尿病患者营养治疗的原则

合理控制总能量摄入，以达到或维持理想体重为宜。肥胖的人减少总能量，降低体重后可以减轻胰岛素抵抗，改善血糖。消瘦者对疾病的抵抗力降低，影响健康，也不利于治疗。糖尿病患者的每日总能量应结合患者的体形（肥胖、消瘦或者理想）、体力活动、病情等综合考虑进行计算。理想体重可以用简单公式身高（厘米）－ 105 ＝标准体重（千克）来计算，标准体重 ±10% 即为理想体重。

平衡膳食，选择多样化、营养合理的食物。提供充足能量和全面的营养素，膳食的供给和人体的需要应保持平衡，并能照顾到不同年龄、性别、生理状态及各种特殊的情况。每日应均匀摄入谷薯类，蔬菜、水果类，肉、禽、鱼、乳、蛋、豆类，油脂类等，不绝对偏食哪一种食物，搭配合理。应做到主食粗细搭配，副食荤素搭配。

限制脂肪摄入量、适量选择优质蛋白质。脂肪摄入量应为饮食总能量的 20%～35%，且应控制饱和脂肪酸的摄入，占总脂肪量的 10%～15%。糖尿病患者每日蛋白质摄入应接近正常人的标准，约为 1 克 / 千克体重（成年人），占总能量的 15%～20%，至少 50% 来自动物类优质蛋白质和大豆蛋白质。

减少或禁食含单糖及双糖的食物。碳水化合物（即糖类）占总能量的 45% ~ 60%。主食类食物，尤其是粗杂粮，富含淀粉多糖、膳食纤维、维生素和矿物质，且体积大、饱腹感强，可能对控制体重有利。单糖和双糖可被直接吸收入血液，使血糖迅速升高。还可能导致周围组织对胰岛素作用不敏感，从而加重糖尿病的病情。

无机盐、维生素、膳食纤维要合理充足。血糖控制不好的人，应补充体内代谢过程消耗的 B 族维生素。应限制钠盐的摄入，食盐用量每日不宜超过 5 克。病程长的老年患者应注意钙的供给充足，保证每日摄入 1 000 毫克，预防骨质疏松。提倡糖尿病患者的膳食中增加膳食纤维量，每日 20 ~ 35 克，可延缓食物在胃肠道的消化吸收，控制餐后血糖上升幅度，并有助于治疗便秘和降低血胆固醇水平。

餐次安排要合理。糖尿病患者一日至少保证三餐。按三餐能量各 1/3，或早餐 1/5，午、晚餐各 2/5 的主食量分配。在活动量稳定的情况下，定时定量进餐。注射胰岛素或容易出现低血糖者应在三次正餐之间安排 2 ~ 3 次加餐，晚睡前半小时加餐更加重要。

 知识扩展 ///////

糖尿病患者吃饭的几个小技巧

按时进餐仍感到饥饿难忍怎么办？ 一是多吃些低热量、高容积的食品，如西红柿、黄瓜、白菜等蔬菜。二是少食多餐，将正餐的主食匀出一小部分作为加餐用，加餐时可选用低热能蔬菜、半两主食或 1 个鸡蛋（50 克）、1 杯牛奶（150 毫升）等。三是选用粗杂粮代替精细粮，可以产生更强的饱腹感。四是将口味变清淡，吃饭速度放慢，真正做到细嚼慢咽，也可以降低过于旺盛的食欲。

如何准备早餐？ 如果不吃早餐，就容易产生用药的问题：继续用药容易发生低血糖，不用药血糖将升高；另外早餐不吃就容易在午餐时吃得过多。所以，早餐最好吃些富含碳水化合物、蛋白质和膳食纤维的食物，荤素搭配。单纯只吃鸡蛋或牛奶，可能会浪费其中宝贵的优质蛋白质。

糖尿病患者怎样吃水果？ 吃水果，一是可以改善口味；二是可以补充多种维生素和矿物质。水果对血糖有影响，但每天 1～2 种水果是可以的，应多选择含碳水化合物较低的水果，但仍要计算能量，例如吃 200 克左右的苹果或橘子，就需要相应减少主食 25 克。吃水果还要掌握好时间：一般将水果作为加餐，避免单次摄入糖类过多，导致血糖升高。

血压高了，怎么吃

夏先生，55 岁，身高 170 厘米，体重 82 千克，10 年来体重比较稳定，腰围 96 厘米，作为公司领导经常出差，饮食十分不规律，经常需要应酬，饮酒量较大，白酒每次 250 毫升，每周至少 3 次，经常大鱼大肉。作息上晚睡早起，平时也不爱运动，活动量很小，前几日去医院体检发现血压升高，血压最高 168/95mmHg，这下可把他吓坏了，到处打听这血压高了应该怎么吃？

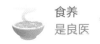
 小课堂 ● ● ● ● ● ● ● ● ● ● ● ● ● ● ● ● ● ●

血压高了，怎么吃

减少钠盐摄入。钠盐可显著升高血压，增加高血压的发病风险，而钾盐可对抗钠盐升高血压的作用。我国各地居民的钠盐摄入量均显著高于 WHO 每日应少于 5 克的推荐，而钾盐摄入严重不足。所以尽可能减少钠盐的摄入，钠摄入量应低于 2 000 毫克 / 天，并增加食物中钾盐的摄入量。

补充钾、钙。钾可对抗钠升高血压的作用，对血管的损伤有保护作用，达到每日 3.5～4.7 克，食物中钾含量就很丰富，不建议通过药物或补充剂获得。钙可以缓解血管平滑肌收缩，增加尿钠的排泄，有利于降低血压，但目前证据较薄弱，与普通成人的推荐一致，建议摄入达到每日 800～1 000 毫克。

限制热量和体重。过多的热量导致超重和肥胖，是导致血压升高的重要原因之一，而以腹部脂肪堆积为典型特征的向心性肥胖会进一步增加高血压等心血管疾病与代谢性疾病的风险。适当降低体重，减少体内脂肪含量，可有效降低血压。能量摄入可依据理想体重，按 25～30 千卡 / 千克计算每天总能量，根据年龄、性别、活动量等进行调整。三大营养素供能比例为蛋白质 10%～15%，脂肪 20%～30%，碳水化合物 55%～60%。在饮食方面要控制高热量食物（高脂肪食物、含糖饮料及酒类等）的摄入，适当控制主食（碳水化合物）用量。在运动方面，规律的、中等强度的有氧运动是控制体重的有效方法。减重的速度因人而异，通常以每周减重 0.5～1 千克为宜。

减少脂肪和胆固醇的摄入。饱和脂肪酸（动物脂肪、反式脂肪酸）和胆固醇与血压呈正相关，摄入脂肪过多还可导致肥胖，因此，高血压患者应限制脂肪的热能比在 30% 以内，饱和脂肪酸供热比 < 10%。胆固醇每日摄入 < 300 毫克。

足量的膳食纤维。膳食纤维可以调节糖类和脂类代谢，降低胆固醇的吸收，有助于防治高血压及其并发症。研究发现膳食纤维摄入 < 12 克 / 天的成年人高血压的发病率显著高于膳食纤维摄入 > 24 克 / 天的人，补充膳食纤维可进一步降低血压。建议达到 25 ~ 30 克 / 天。

限制饮酒。长期大量饮酒可导致血压升高，限制饮酒量可以有效降低血压，建议每日酒精摄入量男性不超过 25 克，女性不超过 15 克。

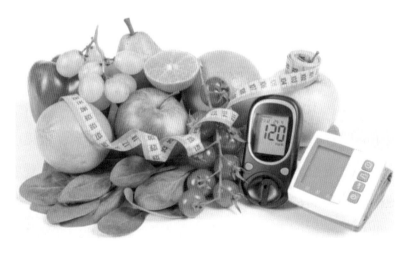

血压高了，怎么吃

知识扩展

高血压患者膳食模式推荐

高血压的营养治疗或营养处方反映在日常的饮食上，由于不同的地区、不同的季节和不同的个人偏好，个体化的饮食计划需要个体化分析，但是也有一些实用性强的膳食模式已经证明对防治高血压有利，如得舒饮食（dietary approaches to stop hypertension diet，DASH diet）、地中海膳食模式等。

得舒饮食的特点为低饱和脂肪酸、低胆固醇和低总脂肪的饮食，有助于血压的控制。得舒饮食富含水果、蔬菜、瘦肉、低脂或无脂乳制品，同时限制总脂肪、饱和脂肪酸、胆固醇和含糖产品。得舒饮食是根据古老的饮食原则推导而出的针对现代社会存在的健康危险设计的，提倡最低限度的加工方式和最新鲜的食品，从而减少饮食中钠的摄入。从营养素层面来说，此饮食中富含钾、镁、钙和膳食纤维，同时相对低钠、低饱和脂肪酸。得舒饮食是在世界范围得到认可的膳食模式，其降压效果得到诸多临床试验的验证，收缩压下降预期达 10mmHg。

地中海膳食模式特点为：①大量摄入谷类、蔬菜、水果、豆类和坚果；②适量摄入家禽、鱼、蛋、新鲜海鲜和乳制品，餐中定期适量地摄入葡萄酒；③红肉、加工肉类和含糖食物的摄入量低；④烹饪时要用植物油（含不饱和脂肪酸）来代替动物油（含饱和脂肪酸），尤其提倡用橄榄油。地中海饮食可降低心血管疾病的发生风险，对高血压患者也十分适用。

高血压患者的饮食疗法

血脂高了，怎么吃

　　小常是一名公司职员，公司每年都会组织员工去医院体检，不体检不知道，一体检吓一跳。奶茶？牛奶？为什么从普通人血管里抽出来的血是红色的，而从小张血液中抽出来的血却像奶茶和牛奶呢？下面就带您进入高脂血症的世界。

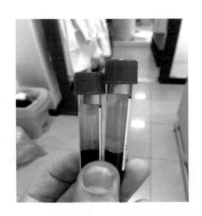

高脂血症和普通人血液患者血液

注：经离心机分离后，正常血浆呈淡黄色（右侧），高脂血症患者血浆呈乳白色（左侧）。

 小课堂

什么是高脂血症

　　我们平时说的高脂血症，其实是血脂异常的一种，可以是某种或多种血脂成分的升高，又叫高脂血症，如高胆固醇血症、高甘油三酯血症、混合性高脂血症（以上两者皆有）、高低密度脂蛋白胆固醇（LDL-C）血症；也可以是某种成分的降低，如低高密度脂蛋白胆固醇（HDL-C）血症。一般来说，医生更关注低密度脂蛋白胆固醇的水平，因为这个指标和心肌梗死、脑梗死等心脑血管事件的关系更为密切，我们也有明确的手段可以干预。

高脂血症的最主要危害是引起或加重动脉粥样硬化。因为我们全身重要器官的血运供氧都需要通过动脉，一旦动脉被粥样化斑块堵塞了，就会引发很严重的后果。现代医学研究表明，高脂血症是诱发心肌梗死、心脏猝死、高血压、脑卒中、糖尿病的一个重要危险因素，还可与高尿酸血症、胆石症、胰腺炎、肝硬化、脂肪肝等疾病的发生有关。WHO有关资料显示，全球超过50%冠心病的发生与胆固醇水平升高有关。

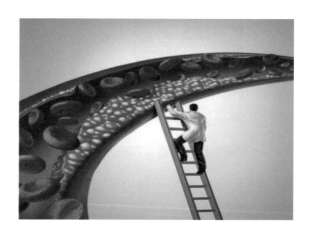

血脂异常

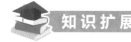 **知识扩展**

血脂高了，怎么吃

血脂异常与饮食和生活方式有密切关系，饮食治疗和改善生活方式是血脂异常治疗的基础。无论是否选择药物调脂治疗，都必须坚持控制饮食和改善生活方式。以下推荐高脂血症的饮食疗法。

注意三大营养素摄入比例。碳水化合物 50%～60%，蛋白质 10%～20%，脂肪＜30%。

碳水化合物主要来源于谷类，要注意粗细搭配，适当增加粗杂粮的比例，如小米、糙米、燕麦等，限制精制糖和含糖甜食如糖果、饮料等。

增加植物性蛋白的摄入量，推荐大豆及其制品。大豆蛋白质属于优质蛋白质，与谷类搭配能提高蛋白质利用率，同时因其富含大豆皂苷等植物固醇能竞争性抑制胆固醇的吸收。此外，大豆中所含的亚油酸、磷脂均对心血管有保护作用。牛奶也是推荐食品，因其所含的钙能减少人体吸收胆固醇。

建议选择不饱和脂肪酸为主的食品，如富含 EPA、DHA 的水产品，以单不饱和脂肪酸为主的橄榄油。限量食用红肉类食物，如猪牛羊肉。应当减少饮食中胆固醇的摄入量，特别是血浆胆固醇水平高的个体。

保证维生素、矿物质及微量元素的摄入。保证每天摄入 500 克以上的蔬菜及 250 克左右的水果。建议摄入含硫化合物丰富的食物，如洋葱、大蒜，以及多糖类食物，如香菇、木耳。

建议饮茶，茶中富含多酚类物质，可以起到抗氧化、调血脂的作用。

血脂高了，
怎么吃

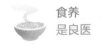

有一种疼痛叫作痛风，
痛风患者吃饭得讲技巧

王伯伯近几年体检发现血清尿酸升高了，开始没当回事。上周和老朋友聚会喝过啤酒后，当晚就出现了趾关节的红肿疼痛，去医院医生说这是痛风发作了。除了药物之外，嘱咐王伯伯需要特别注意调整饮食。王伯伯的家人赶紧咨询医生，痛风或高尿酸血症的患者该如何调整饮食呢？

 小课堂 ● ● ● ● ● ● ● ● ● ● ● ● ● ● ● ●

关注食物的嘌呤含量

痛风与高尿酸血症密切相关，是嘌呤代谢障碍引起的代谢性疾病。可以出现包括急性关节炎、痛风石、慢性关节炎、关节畸形、慢性间质性肾炎、尿酸性尿路结石等多种表现。合理地实施低嘌呤饮食是痛风与高尿酸血症重要的基础治疗。可根据嘌呤来源不同及不同食物的嘌呤含量，将各类饮食定性为三个类别，进行避免、限制以及鼓励的管理措施，避免不良饮食因素对于尿酸水平的影响。

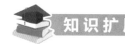
知识扩展

痛风患者的饮食细节

得了痛风，避免或限制的食物有哪些？

包括海鲜、红肉、动物内脏：这里要避免的海鲜主要是指带壳的海鲜，如龙虾、扇贝、牡蛎等。富含嘌呤的红肉、动物内脏还是必须严格限制。

总体来说，建议急性痛风发作时，上述动物性食品均应避免；病情稳定的痛风患者或高尿酸血症患者，动物性食品摄入量不超过50克/日（大概约合1个鸡蛋大）。

酒：其显著增加痛风发作、升高尿酸水平的作用（危害）早在20世纪70年代就已被人熟知。当然，不同的酒与疾病发作的关系有不同，啤酒、高度蒸馏酒（例如高度的白酒、威士忌等）具有显著增加疾病发作的危害，应该尽量避免；低度的葡萄酒对于尿酸水平影响较小，但仍须严格限量。美国风湿病学会推荐，急性痛风发作、药物控制不佳或慢性痛风石性关节炎者应完全戒酒；病情稳定的患者，每周饮酒天数不宜超过4天，总体饮酒量男性不宜超过2个酒精单位/日，女性不宜超过1个酒精单位/日（1个酒精单位约合14克纯酒精，相当于低度葡萄酒100毫升）。

添加糖食物/高果糖食物：甜食往往容易被人们忽略。有研究明确证实，含有添加糖的食物、饮料、糖果甚至口感较甜的不加糖天然水果汁都会升高血清尿酸水平。所以，想要控制尿酸水平的人们千万别忘了把各类甜食、过甜的水果放在限制食物的名单里。

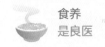
得了痛风，鼓励摄入的食物有哪些？

乳制品：乳类是优质蛋白质的重要来源，且其中较少含有核蛋白，代谢产生尿酸少，此外，乳制品中含有的乳清蛋白和酪蛋白可促进尿酸水平的下降，是高尿酸／痛风患者限制动物性食物时重要的替代。当然，由于高尿酸／痛风患者往往也多合并超重／肥胖、代谢综合征等慢性代谢病，建议规律摄入脱脂或低脂乳制品（如乳、乳酪、酸奶等）。

蛋：鸡蛋产生的嘌呤也很少，同样是限制动物性食物时优质蛋白质的重要补充来源。但由于蛋黄中含有相当的脂肪成分，建议摄入不可过量，可以在每日摄入一个鸡蛋之外额外补充蛋清。

新鲜蔬菜：多吃蔬菜（每日达到 300～500 克）有益于控制尿酸水平。研究发现，即使是所谓高嘌呤的蔬菜（菠菜、蘑菇、西蓝花等）也不会增加尿酸水平，这可能与植物来源的嘌呤组分在胃肠道内水解吸收程度远小于动物性食物有关。因此，不必再纠结于不同蔬菜中的嘌呤含量，充足摄入蔬菜总量最重要！

咖啡：咖啡中的咖啡因、绿原酸可作为强抗氧化剂而降低尿酸水平，增加咖啡饮用可促进尿酸水平下降。

水：多喝水，勤排尿。尤其合并泌尿系统尿酸性结石史的患者应充足饮水，每天大于 2 升（超过 10 杯水）。

存钱不如存肌肉

王大爷今年 82 岁，近期走路时觉得腿软没有力气，有踩棉花样感觉，查体没有显示有周围神经性病变，也没有出现过骨折的情况，但走路的时候会不经意地跌倒，近期体重更没有出现显著下降的趋势。因自己生活简单，日常的食物比较单一，经常对付对付就过去了，平常也很少下楼遛弯，基本上都是在家躺着看看电视。王大爷近期时常因为"大病没有、小病不断"困扰，这该如何解决呢？

 小课堂

1. 频繁出现跌倒的情况，可能是因为肌少症

在老龄化进程中，人体成分发生重要变化：一方面，呈现进行性和广泛性的肌肉质量、力量和功能的下降，并导致衰弱、骨折、身体残疾、生活质量下降，以及发生感染性并发症等不良结局，即肌少症；另一方面，肌肉质量下降的同时伴随体脂肪质量获得性的增加，导致肌肉衰减和体脂过剩或分布异常并存的结果，即肌少症性肥胖。随着我国社会老龄化加速，肌少症和肌少症性肥胖已成为威胁中老年群体健康、影响其生活质量的重要因素，并造成医疗花费的大幅增加，二者共同成为目前重大的公共健康问题和社会经济问题。

肌少症是年龄相关的进行性和广泛性肌肉质量减少、力量下降和功能丧失，并导致衰弱、跌倒、残疾、失能、生活质量下降和死亡率增高等不良结局的疾病状态。肌少症可发生在肢体不同部位及不同负荷状态下，肌肉减少和体力功能丧失的临床表现为衰弱，肌肉功能丧失，致老年人群独立性丧失，长期卧床、自主性丧失，最终将导致生活质量下降和死亡风险增加。同时，肌少症与心血管系统疾病、呼吸系统疾病、认知功能障碍等相关，可导致行动障碍，并最终导致生活质量下降、增加死亡风险。年龄相关的肥胖和肌肉

萎缩（肌少症）关系密切，并且脂肪组织和骨骼肌功能障碍相互影响，与此同时出现高血压、血脂异常、糖尿病和胰岛素抵抗风险增高相关。从医疗花费角度看，肌少症显著增加医疗和护理成本：患有肌少症的老年人，其直接医疗成本是没有肌少症老年人的2倍以上，可以看出，存钱不如存肌肉。

2. 如何纠正增龄性人体成分的变化和缓解肌肉丢失

蛋白质摄入不足是中老年群体骨骼肌丢失营养相关的根基问题，感官上缺失，口腔功能衰退，食欲减退和消化功能减弱，影响了中老年群体对日常食物的选择和餐桌的"多样化"。有研究发现老年人动物食品、奶类制品和能量摄入不足，蛋白质摄入量低于1克/千克；而脂肪（特别是饱和脂肪酸）和盐的摄入量较高，可能与其烹调方式和红肉类选择的方式有关；相对于整体老年人情况，患有肌少症中老年群体的膳食模式以上问题更加突出，研究结果显示：肌少症中老年群体出现食欲减退，总蛋白摄入量，特别是动物蛋白摄入量低；坚果、禽肉类和蔬菜摄入量不足。通过回归因素模型分析发现，豆类和红肉类是肌少症的保护性膳食因素，摄入量少于一周一次其患病风险增加一倍，不食用豆类或者红肉类制品，其患病风险在此基础上增加两倍。

采取含有蛋白质（乳清蛋白、酪蛋白）、抗氧化剂和维生素D的高质量饮食对改善肌肉功能和提高肌肉质量有帮助。老年人蛋白质每天摄入量如低于0.8克/千克，不足以获得抗阻性锻炼所带来的防止去脂组织丢失和肌力增强的有益作用；蛋白质每天摄入量增加至1.0～1.3克/千克可有利于维持氮平衡。将每日蛋白质摄入量均衡地分配至三餐（每餐30克蛋白质）较一餐摄入大量蛋白质（如早餐 10 克、午餐 20 克、晚餐 60 克）更能有效促进肌肉蛋白合成。每天给予老年患者 1 000IU 维生素 D 显著增加肌肉含量。

WHO 建议，65 岁及以上的人需要进行涉及主要肌肉群的肌力锻炼，并且这种锻炼必须每周至少进行两天。每周至少进行两次的阻力训练对骨骼肌有益，随着时间的推移逐渐增加。一些研究表明，阻力运动通过促进生长因子增加而导致肌肉肥大，从而刺激肌肉蛋白质合成。对于有氧训练，有助于减缓体重增加和维持代谢健康，可以减少炎症和氧化应激，提高胰岛素敏感性，改善血液胆固醇水平。有氧运动在骨骼肌线粒体中产生大量能量，并维持代谢调节、有氧能力和心血管功能。关于体育锻炼，虽然有氧训练在改善心脏代谢健康方面起着至关重要的作用，但阻力训练可能是延缓肌少症的最佳方法。因此，对于中老年群体，可以通过以下方法改善肌肉质量和功能。

第一，应该保证各种宏量和微量营养素摄入充足，纠正不正确的养生观念。

第二，出现消化性症状时，应该在就医同时少食多餐，选择易咀嚼和消化的食物，保证每天能量和各种营养素摄入量。

第三，保证每天有充足的优质蛋白质摄入，每天都应该有瘦肉（鱼虾最好，鸡鸭肉次之、红肉最次）、蛋、奶摄入，有乳糖不耐受的情况，可选择舒化奶、酸奶或奶酪等发酵乳制品。

第四，对于肌少症患者，应该每周至少有两次新鲜豆腐及非油炸豆制品摄入。

第五，蔬菜和水果适量摄入，水果每天 200 克即可，蔬菜不多于 500 克，避免摄入大量蔬菜和水果影响了蛋白质类食物的摄入。

第六，尽量避免难以消化的食物，如糯米类食物、富含油脂类的食物、起酥类食物。

第七，保持每天有适量的运动，可以根据自身的状况，选择运动的频率、运动时长和运动强度。

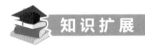 知识扩展

如何缓解肌肉丢失和改善肌肉功能

医学营养干预。 医学营养干预是肌少症和肌少症性肥胖治疗中重要的基础及核心措施，但以营养支持为主体（通常包括能量、蛋白质和其他营养素联合补充）的干预措施对老年肌少症的治疗效果会因个体差异而有不同。目前的营养干预主要涉及以下几个方面。

一是蛋白质。随年龄增长体内蛋白质分解代谢超过合成代谢，造成负氮平衡。蛋白质摄入不足将加重负氮平衡，并导致肌肉蛋白合成受阻。老年人对所吸收蛋白的合成代谢反应迟钝，消化等量蛋白质后，老年人肌肉蛋白合成率较年轻人降低。因此，为保持正氮平衡和预防肌肉数量的减少及肌力的丢失，应满足优质蛋白质的摄入量，以确保肌肉蛋白合成及维持肌肉质量所需的原材料充足。

有研究显示，蛋白质摄入量增加至每日 1.0 ~ 1.3 克 / 千克，有利于维持正氮平衡，抵消蛋白质合成率下降的影响。我国推荐老年人蛋白质的摄入量应维持在 1.0 ~ 1.5 克 / 千克。提倡在必要情况下采用口服营养素补充剂进行强化性营养支持。

在蛋白质种类的选择上，乳清蛋白优于酪蛋白、水解酪蛋白和植物蛋白，能更有效地促进老年人肌肉蛋白合成。乳制品富含乳清

蛋白，有丰富的支链氨基酸，并具有抗氧化性质。牛奶、酸奶和乳酪能增加四肢肌肉量、握力。有研究发现，老年人摄入奶制品可显著改善四肢肌肉数量，但并不能改善肌力。摄入牛奶并同时进行抗阻锻炼，能促进氨基酸吸收及肌肉合成代谢。豆浆改善肌力的效果不及奶类及其制品。此外，每日蛋白质摄入量均衡地分配至三餐较一餐摄入大量蛋白质更能有效促进肌肉蛋白合成。

二是氨基酸。必需氨基酸可促进肌肉蛋白合成。亮氨酸、异亮氨酸和缬氨酸等支链氨基酸可为骨骼肌提供能量底物，并刺激胰岛素合成，增强胰岛素敏感性，降低蛋白质降解速度，促进蛋白质合成，形成老年人肌肉蛋白合成的良性刺激。研究发现，短期摄入少量（7.5克）必需氨基酸，对肌肉纤维合成率有刺激作用；而长期（3个月以上）补充，可显著改善老年人骨骼肌总量。

三是维生素 D 及钙质。老年人群因身体活动受限、自主生活能力下降，常常导致日光暴露不足，每日维生素 D 摄入量难以达到推荐量标准，血清维生素 D 水平普遍偏低（ < 50nmol/L）。目前发现，维生素 D 对肌肉功能有直接的影响，血清 25（OH）D 水平降低与肌肉量减少、握力下降、体力活动受限以及衰弱等有关。低维生素 D 的老年人，其肌少症的风险是正常维生素 D 水平者的5 倍。

增加户外活动有助于提高老年人血清维生素 D 水平，预防肌少症。目前建议老年人每日钙质摄入总量达到 1 000 ~ 1 200 毫克，为此，每日饮用 300 ~ 500 毫升牛奶及其制品，并辅以钙质补充剂是必需的。

四是 ω-3 脂肪酸，具有一定的抗炎作用。目前认为，很多慢性疾病患者血清炎症因子显著增高，并由此导致活动受限及握力下降。ω-3 脂肪酸具有抗氧化特性，可降低体内炎性水平，从而对肌肉蛋白合成产生促进作用，并可缓解老年人肌肉蛋白合成中的抵抗现象，对提高肌力和改善躯体功能有正向作用。研究显示，在抗阻训练的同时，每日补充 ω-3 脂肪酸 2 克，比单纯进行抗阻训练更能增加肌力及改善肌肉功能。

综上所述，营养干预在预防和管理肌少症中具有重要作用。为满足上述有益营养素的补充，须提倡合理膳食，满足能量、蛋白质、ω-3 脂肪酸和钙质的摄入。然而，单纯营养干预对老年人肌肉蛋白合成效应及肌肉功能影响尚缺乏统一结论。目前，国内外已发表的研究主要集中于非肌少症老年人群，干预时间长短不一，且缺少营养干预对临床结局影响的高水平研究。因此，今后应重点探讨营养干预对老年人群肌肉营养状况的远期效应以及对生活质量的影响。

运动干预。躯体活动受限及久坐的生活方式会降低机体利用所吸收的蛋白质合成肌肉蛋白的反应力，进一步加重损伤或疾病状况下的失能。对老年人尤其如此。规律性锻炼能增加有氧能力、肌力和耐力，并且有助于预防衰弱和改善肌少症老年患者躯体功能。长期的规律性训练能带来持续的获益，并且与年轻人相比，老年人可能需要更高的维持训练量和持续更长时间，介入时间也应更早。

与低强度家庭锻炼和标准康复措施相比，抗阻训练可促进蛋白质吸收，有效增加肌肉数量和肌力，改善活动能力和躯体功能表现（如从椅子上起立的时间，爬楼梯的时间或 12 分钟步行实验等）。此外，渐进性抗阻运动等主动力量训练能显著增加老年慢性疾病患者步行速度、步行距离、日常活动能力和生存质量，同时，可减少脂肪组织，并降低跌倒与原发或伴随疾病发作或加重的风险。多数研究建议抗阻训练处方设置为每周进行 3～5 天，每天至少 10 分钟，采用中至高的训练强度 [自觉疲劳程度量表（RPE）在 5～6 至 7～8 级]，并接受专业人员指导和监测。通常肌力的改善出现在 8 周左右。

有氧运动可增加肌肉氧化能力、耐力，并改善心肺功能。有氧运动是否能增加肌肉质量与力量取决于训练处方剂量，尤其是运动强度。在合适的运动处方下，有氧运动能诱导出与抗阻运动等效的肌肉体积的增加。此外，有氧运动能减少身体脂肪比例，降低慢性炎症水平，显著降低代谢性疾病的风险因素，提高心肺功能与活动功能，改善耐力。

此外，柔韧性训练与平衡训练对老年人也非常重要，有助于保持整体的健康状况。美国运动医学学院指南建议柔韧性训练每周至少 2 天，每天进行 10 分钟，强度控制在自觉疲劳程度量表 5～6 级，包括颈、肩、肘、腕、髋、膝、踝关节等部位。平衡训练需每周进行 3 次以上。

随着老龄化社会的到来，营养不良（营养不足）、衰弱、肌少症的筛查与管理等问题日益得到重视。肌少症会影响生活质量，导致失能和死亡率增高，建议在社区、老年照护机构和医院临床实践中，须充分考虑进行肌少症筛查的重要性和必要性。尽量早发现和早治疗才可能改善肌少症患者的临床结局。抗阻训练在改善肌力和躯体功能表现方面有重要作用，但不影响肌肉数量，建议对衰弱或久坐不动的社区老年人进行督导式抗阻锻炼，持续时间至少 3 个月或更长。同时，在此类人群中也建议增加每日躯体活动。推荐蛋白质摄入增加至每天 1.2 ~ 1.5 克 / 千克，改善饮食或增加蛋白补充剂。此外，在有营养不良（营养不足）和衰弱 / 肌少症的患者中，不仅要考虑补充多少能量的食物，还要充分关注辅助喂养及选择食物的种类及性状。增加可选择食物种类，增加食物的蛋白质和能量密度。对于限制液体入量的患者，要考虑采用高能量密度（2 千卡 / 毫升）液体食物；对于口腔健康受损的患者，应改变食物的性状，进餐时给予必要的辅助，以及提供加餐等；对于吞咽障碍的患者，要同时进行吞咽康复训练或评估管饲的必要性及可行性等。此外，进行恰当的营养管理，还要包括：经常监测体重和观察剩余食物量；以营养师为核心组织团队讨论；抑郁患者增加心理医生，适当处方抗抑郁药物；注意味觉和嗅觉异常、视力和牙齿情况；记录药物清单；观察喂养状况、进餐环境；检查文件记录或信息；督导员工的重视程度等。

误区解读

正常体重的人不会出现肌肉丢失

这个观点是错误的。在临床实践中，BMI 通常被作为判定体重总体状况的关键指标，但其并不能准确反映人体成分的构成及其改变。实际上，部分已出现肌肉衰减而 BMI 仍处于正常范围的老年人，在其发展成为严重肌少症前，已存在不同程度的体脂过剩及异位储存，即所谓的肌少症性肥胖。

肌肉减少与体脂异常在慢性代谢性疾病及肌肉衰减进程中相互作用。一方面，在肌少症性肥胖的发展进程中，局部的肌间脂肪沉积可对全身代谢产生反馈作用，构成慢性疾病的发生基础；另一方面，慢性代谢性疾病状态实际上促发患者的全面肌肉衰减。初期，慢性代谢性疾病患者体内高炎症水平可导致肌肉质量减少；进而，在高炎症状态和胰岛素抵抗的持续作用下，脂肪组织出现消耗，并进一步发展为全面性肌肉衰减，甚至导致恶病质状态。这也在一个方面对"肥胖悖论"提出可能的解释，即在出现肌肉衰减而 BMI 仍处于正常范围的患者中，脂肪组织过剩（肌少症性肥胖）及其异位堆积（向心性肥胖）致的代谢效应可造成临床结局恶化。

在肿瘤患者中，营养能起到什么作用

张先生今年被诊断为结肠癌，手术后又开始化疗，身体一下子虚弱了不少。虽说化疗后恶心、呕吐三四天能恢复，但吃饭不香、厌油腻一直持续，不愿吃肉、喝奶，3 个月体重就下降 5 千克。家人们担心营养不够，买了很多海参、虫草、保健品；又担心营养过剩，助长肿瘤生长。张先生自己也想努力吃饭，不让身体"垮"了，但体重仍然下降，在医院查血常规，发现白细胞、白蛋白也有所降低。张先生和家人都很着急，这该怎么办呢？

 小课堂

肿瘤患者怎么吃

在肿瘤的治疗过程中，营养物质扮演着重要的角色。肿瘤本身、手术、放疗、化疗、靶向治疗、免疫治疗等均会给患者造成一定影响。为了避免体重下降、营养不良成为抗肿瘤治疗中的掣肘因素，就需要对肿瘤患者进行营养风险筛查，对于存在风险者予以营养支持，包括制定合理的营养目标，如总能量和蛋白质摄入量；评估膳食和营养状况是否能满足现在机体和疾病所需；如果膳食摄入不足，给予合理的指导和饮食搭配；评估消化道功能，选择合适的营养途径，必要时采取肠内和肠外营养。肿瘤患者膳食的标准是合理膳食、增加食物多样化，减少或限制精制糖的摄入。结合患者的基础能量需求、疾病状态和可能面临的临床治疗，合理安排能量摄入，安排每日三餐或少量多餐，定时定量规律进食。保证充足的蛋白质摄入，适当增加优质蛋白质，如去皮禽类、蛋奶、大豆制品、瘦肉等，必要时可补充蛋白质。尽可能做到每日有多样蔬菜和水果摄入，以获得微量元素和膳食纤维。食物应细软，容易咀嚼、吞咽和消化，避免油炸、辛辣刺激、肥腻等食品。

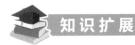

知识扩展

肿瘤患者食欲减退、吃不下怎么办

肿瘤患者时常要面对放疗、化疗，因此也容易出现胃肠道不良反应，包括食欲减退、恶心、呕吐等情况。据统计，厌食在肿瘤晚期患者中发生率可达 26.8%～57.9%，放疗、化疗期间食欲减退导致的营养摄入不足，进而出现营养不良和恶病质，导致患者对抗肿瘤的耐受性和疗效下降，因此营养治疗目标是改善患者营养摄入，维持体重和体能状态，增加治疗耐受性，改善患者的生活质量。针对厌食症状，需要调整食物的色香味、质地，经常变换食物菜色的搭配及烹调方式，也可使用少许开胃食物、饮料，如山楂、酸梅汤、果汁等，或适当增加咸味的食物，以增加食欲。采用少量多餐的进餐模式，避免饥饿与过饱，注意水分与电解质的补充。如果仍然难以摄取足够的食物，可尝试选择口服营养素补充剂来获得充足的能量和营养素或进行静脉营养支持。

 误区解读

1. 补充营养会让肿瘤细胞生长得更快

有一些人认为补充营养会让肿瘤细胞也吸收营养、促进肿瘤生长，事实上摄入充足营养和肿瘤的生长速度没有关系。能量和营养素摄入不足，反而会导致患者治疗耐受性下降、疾病恶化、并发症增加和生活质量降低。

2. 肿瘤患者应少吃发物

一些肿瘤患者不敢吃发物，担心会诱发疾病的产生，生活中常见的发物有韭菜、牛肉以及海鲜等，其实只要对这些食物不过敏，就可以大胆放心地吃。

3. 保健产品多多益善

肿瘤患者盲目服用保健品，有可能不利于病情的稳定及康复。患者在保证一日三餐正常的基础上，要理性看待保健品以及抗癌的产品，千万不能盲目追求。

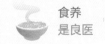
消化道肿瘤患者怎么吃

赵大爷因胸腹部不适、进食哽噎感而减少了饮食，体重逐渐减轻。行胃镜检查，提示食管癌，暂时先行放疗，评估后再进行手术等治疗。进食困难，再加上放疗的不良反应，赵大爷恶心、呕吐得更厉害了，家属很是担心，天天煲排骨汤、鸽子汤，赵大爷喝了以后反而更加不想吃饭，体重显著下降。再这么下去，放疗都进行不下去，家属都急坏了。

 小课堂 ● ● ● ● ● ● ● ● ● ● ● ● ●

消化道肿瘤患者怎么吃

消化道包括口咽、食管、胃、结直肠，发生在消化道的肿瘤由于其占位效应，会导致患者出现食物摄入、消化、吸收困难，再加上抗肿瘤治疗的手术、放化疗等作用，患者出现营养不良的风险往往比较高。若食管癌、胃癌患者出现吞咽困难，或食管内有异物感，或有进食后胃疼痛、饱胀等症状，此时宜选用软食、半流食、流食；结直肠癌患者应注意给予少渣高蛋白质半流质-流质饮食，也可自制匀浆饮食或使用成品的肠内营养制剂，以补充足够的能量和各种营养素。应遵循清淡、软烂的饮食原则，不进食过热、辛辣刺激、过硬、煎炸、烟熏的食物。饮食中应保证充足的蛋白质摄入，预防消瘦、贫血、低蛋白血症等发生。进餐速度宜细嚼慢咽，根据食物的干稀程度和对食物的耐受程度安排进餐时间。对吞咽困难、经调整仍有进食不足者，必要时可置入鼻胃管、鼻空肠管等进行鼻饲。进餐或鼻饲后可适当活动促进胃排空，避免平卧而出现胃排空障碍。如果靠饮食或肠内营养仍然难以满足机体的能量和营养素需求，可辅以静脉营养。特别要注意，消化系统肿瘤患者需要密切进行疾病评估，如果出现梗阻、出血等危及生命的情况，一定要及时就诊，先暂停进食，待医生评估后再选择合理的营养支持途径。

 知识扩展

什么样的食物利于消化吸收

对于消化道肿瘤患者，食物摄入困难是个大问题，解决不好可能会导致出现营养不良和恶病质。这部分患者应遵循清淡饮食，选择容易消化吸收和富有营养的食物，那么应如何选择呢？主食类可选择一些发面的馒头、花卷、发糕之类的食物，尽可能选择精制米面，也可煮一些营养粥汤给患者食用。肉蛋奶虽然属于高蛋白食物，但往往患者存在摄入困难。可将鸡蛋做成蛋花汤、蛋羹，有利于吞咽和消化吸收。牛奶有腹胀的风险，因此可适当补充酸奶或奶酪等发酵乳制品。此外，现市面上有很多肠内营养制剂可供选择，可通过医生或营养科医生的评估来选择适合患者的肠内营养制剂，大多数制剂为全营养素，以便患者获得更加均衡的营养。

误区解读

既然不想吃，输液来解决

胃肠道肿瘤患者容易出现食欲减退、恶心、腹胀等，很多家属请医生输"营养液"，甚至认为输液补充营养效果更好。实际在没有消化道梗阻或出血等禁忌的情况下，应优先选择肠内营养。食物或营养制剂的摄入除了可补充能量，还有滋养小肠黏膜、稳定肠道菌群的作用，长时间不进食易出现菌群紊乱，而且肠外营养还可能增加肝肾功能损伤的风险。

喜欢抠墙皮吃，原来是缺营养

小明是村里有名的"小淘气"，别看个子比同龄的孩子矮出一大截，但淘气的本领一点不差。由于又瘦又小，头发又黄又细，还总支棱着，同学就给他取了个外号"小瘦猴"。小明虽然平时爱玩爱闹，但一上课就犯困，注意力不集中。此外，小明吃饭也让家长操碎了心，按照小明家长的话说就是"平时不好好吃饭，就爱吃零食"。有一次，小明妈妈无意中看到小明在抠墙皮，边抠边往嘴里送，这可着实把妈妈吓了一跳，于是就带着小明来看医生，究竟这是怎么回事呢？

小课堂

吃墙皮，是异食癖在作祟

　　小明这种吃墙皮的行为在医学上称为异食癖，常见的原因是缺乏微量营养素，其中铁元素缺乏最为常见。缺铁性贫血或铁缺乏是一种常见疾病，多发于儿童、育龄期女性、老年人和素食者。饮食中铁元素摄入的减少或饮食的不均衡是缺铁性贫血的重要原因。缺铁性贫血或铁缺乏的常见表现包括：皮肤苍白、易乏力、易脱发、头晕、记忆力减退、注意力不集中、食欲减退等，一部分患者会出现一个比较特殊的症状，医学上称为异食癖，即摄食中出现一种特殊癖好，对通常不应进食的物品产生难以控制地咀嚼与吞食，多出现在幼儿或学龄儿童中。

　　小明除了吃墙皮，还伴有身材矮小、体型偏瘦以及头发发黄等症状，再加上小明不好好吃饭，非常喜欢吃零食和甜食，饮食的营养可能非常不均衡，缺铁的可能性非常大。所以，家长如果发现孩子有异食癖，伴有生长发育迟缓或受限等，应尽快带孩子就医，若通过检查确定有铁缺乏或贫血的问题，需要及时补充铁元素，补充后大多数孩子会有所好转。除此以外，家长还要纠正小明不好好吃饭的行为，三餐要规律，食物搭配要均衡，尤其快到正餐的时间要少吃零食或甜食，不喝或少喝含糖饮料。每天要保证富含优质蛋白质的摄入，优选瘦肉、鱼、禽、蛋类、奶制品和大豆及其制品等。当然，还要观察孩子有没有精神紧张或焦虑的问题，多与孩子进行沟通和交流，多给予鼓励和陪伴，有助于孩子缓解异食癖。

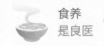
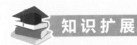 知识扩展

贫血或铁缺乏患者怎么吃才健康

铁缺乏或贫血的患者不仅需要补充铁剂，合理饮食也很重要。贫血或缺铁的患者应遵循以下饮食原则。

保证富含铁食物的摄入。可多选择动物肝脏或动物全血、畜禽肉类等含铁丰富的食物，为造血系统提供必要的原料。

保证优质蛋白质的供应。优质蛋白质的摄入不仅可以促进铁的吸收，还可以提供造血的必需原料，优质蛋白质来源应以肉、蛋、奶和大豆等食物为主。

增加富含维生素 C 食物的摄入。如增加新鲜的蔬菜和水果摄入。维生素 C 是一种还原性物质，它能促进食物中铁的吸收，因此，摄入充足铁的同时还应增加维生素 C 的摄入，必要时可以使用维生素 C 补充剂。

尽可能避免影响铁吸收的因素。茶叶中的鞣酸，咖啡、可可中的多酚类物质会影响铁的吸收，贫血或铁缺乏患者应避免饮浓茶、咖啡或其制成的饮料。如果贫血或铁缺乏患者补铁的同时在补钙，最好避免铁剂和钙剂同时服用，因为二者会产生相互干扰。

老年人是不是一定要补钙

杨奶奶今年 71 岁，去年冬天雪后外出的时候，由于地滑摔倒了，倒地的时候用左手撑了一下，当天就出现手腕肿胀疼痛，去骨科就诊，拍了 X 线片，提示骨折，进一步检查骨密度，发现有严重骨质疏松。经骨科精心治疗后，杨奶奶手的功能基本恢复了。在这几个月里，亲戚朋友都给推荐了各种各样的保健品，也有人建议要多喝骨头汤，补补钙。杨奶奶困惑不已，该不该补钙，怎么补更合理呢？

 小课堂

骨质疏松怎么办

骨质疏松的特点是骨量低，骨骼微结构破坏，骨脆性增加，容易造成骨折和骨痛。预防或者治疗骨质疏松的首要步骤是保证充足的营养，尤其是要维持足够的钙和维生素 D 的摄入。钙是构成骨微结构的重要矿物质，而维生素 D 能增强肠道对钙和磷酸盐的吸收。

根据《中国居民膳食营养素参考摄入量（2023 版）》，65 岁以上人群的每天钙推荐摄入量为 1 000 毫克，维生素 D 摄入量为600IU。采用膳食加补充剂联合的方式可获得最佳摄入量，不过应当从膳食中摄入尽可能多的钙（至少一半）。

应该先估计骨质疏松老年人的膳食钙摄入量。如果摄入量不足，就推荐增加膳食钙和 / 或钙补充剂的摄入；对摄入量充足的患者则应防止过量补钙。日常饮食中，奶制品的补钙效果是最好的。每 100 毫升奶 / 酸奶中含钙 105 ~ 120 毫克，如果饮用 400 ~ 500 毫升此类奶制品，即可摄入钙 400 ~ 600 毫克。

人体内的维生素 D 主要由人皮下的 7- 脱氢胆固醇经紫外线照射转化而成。但是，年龄超过 70 岁的老年人的皮肤无法像年轻人那样有效转化 7- 脱氢胆固醇，而且常常因为穿得衣服比较多、皮肤接触阳光照射较少，合成维生素 D 不足。天然食物中的维生素 D 并不算多，蘑菇、鱼肝油、鸡蛋、牛肉、部分海鱼中含有维生素 D，蔬菜、谷物和水果几乎不含维生素 D。强化维生素 D 的食物（如强化牛奶）可能是补充的可靠来源，此外也可以使用维生素 D 补充剂。

 知识扩展

如何选择补充剂

最常用的钙补充剂是碳酸钙（含元素钙 40%），也可以选择乳酸钙、柠檬酸钙、枸橼酸钙、葡萄糖酸钙等补充剂。补充钙剂需要同时补充维生素 D。每天口服维生素 D 150IU 时，钙的吸收可明显增高。乳糖和食物中的蛋白质都可以和钙形成可溶性络合物，促进钙的吸收。但是，胃酸缺乏、使用抑制胃酸分泌的药物、膳食中的草酸盐（粮食）、植酸盐（菠菜、苋菜等蔬菜）以及大量膳食纤维都影响钙的吸收。摄入钙补充剂 500 ~ 1 000 毫克可能会引起血钙瞬间升高，长期高钙血症会增加尿钙排泄、肾结石风险。因此超过 500 毫克的钙补充剂应分次服用，钙的总摄入量（膳食钙加钙补充剂）通常不应超过 2 000 毫克 / 天。

常用的维生素 D 补充剂为麦角钙化醇（维生素 D_2）和胆钙化醇（维生素 D_3），有的研究发现，维生素 D_3 比维生素 D_2 能更有效地增加血清 25- 羟维生素 D，因此，补充维生素 D_3 比维生素 D_2 更适宜。目前提出的补充维生素 D 的可耐受上限为 4 000IU/ 天。在补充维生素 D 之前，应明确是否正在使用其他膳食补充剂（尤其是含维生素 D 的复合型补充剂）。过多的维生素 D（尤其是联合使用钙补充剂时）可能导致高钙血症、尿钙增高和肾结石。

一到冬天就喘，补点啥

老王患有慢性支气管炎好多年，每年季节变化，身体感觉比天气预报都准确，冬天一到就反复咳嗽，有时还会有脓痰，偶尔咳嗽剧烈时痰中带血，爬几步楼梯就气喘吁吁的，严重时候坐在床上也气短，家里还备了制氧机。而且，每次犯病时候，都没有食欲，不想吃饭，稍微多吃两口，喘得又厉害了，体重也在逐步下降，家人们很是担心，海参、燕窝各种补品准备了很多，心意满满，这些补品真管用吗？

 小课堂

老慢支患者怎么吃

老慢支，即慢性支气管炎，顾名思义，有一个"老"字，提示在老年人中多见；有一个"慢"字，从营养角度意指长期的慢性消耗，所以，很多老年患者会有营养不足的情况，这时候，怎么吃，还是有讲究的。

普通老年人可以在平衡膳食的基础上适当增加优质蛋白质的摄入。充足的能量和蛋白质摄入是抵抗力最重要的前提，要特别注意肉蛋奶豆制品等蛋白质补充。

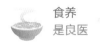

对于摄入不足、存在营养风险的朋友们来说，肠内营养可能是个好选择。慢性支气管炎的治疗包括对因和对症治疗，而肠内营养制剂是对症支持治疗重要的组成部分。曾经有科学家把慢性支气管炎患者分为两组，一组口服肠内营养制剂，一组正常饮食，四个月之后，口服肠内营养制剂的受试者体重增加了，呼吸肌的力量也显著增加了，呼吸功能也得到了增强。还有研究发现，即便是在慢性支气管炎的恶性消耗阶段，也可以通过口服营养制剂减轻呼吸困难的症状，改善生活质量。

知识扩展

慢性支气管炎患者要不要补充维生素 D

大家对维生素 D 都不陌生，是我们身体里钙代谢最重要的调节因子，维生素 D 缺乏可以引起骨质疏松。其实，维生素 D 是一种具有广泛生物效应的内分泌激素，除了调节钙磷代谢外，还参加免疫系统及细胞生长分化的调节。

科学家们研究发现，慢性支气管炎患者会存在维生素 D 的缺乏，甚至有一小部分人是重度缺乏。缺乏维生素 D，从研究的结果上看，和肺功能下降、呼吸功能下降并没有绝对的关系，并不是维生素 D 缺乏一定会加重慢性支气管炎；同时，如果存在维生素 D 的重度缺乏，确实会容易诱发慢性支气管炎的急性发作。也就是说患者补充维生素 D 之后，对于老慢支的急性发作时间和发生率并没有特别大的帮助，只有在维生素 D 重度缺乏的患者中，补充维生素 D 可能降低急性发作。

误区解读

慢性支气管炎不会导致营养不良

慢性支气管炎的朋友常常有反复咳嗽、咳痰、气短、活动耐力下降，看着好像都是肺部的事儿，但其实由于进行性的气流受限，每天用于呼吸的耗能远远高于普通人。而且，因为年龄增长原因人的咀嚼和消化功能下降；进餐时喘憋加重、气促厌食，进食量少；抗生素或茶碱类药物对胃黏膜的刺激，都会进一步影响吃饭，营养问题并不少见。可能有接近四分之一的门诊患者存在营养问题；半数以上的住院患者营养不足；如果病情加重，出现急性呼吸衰竭，需要使用呼吸机，营养不良的人可能占到三分之二以上。慢性支气管炎的营养问题不应该被忽略，除此之外，肌少症、贫血和心力衰竭等都是慢性支气管炎患者经常出现的全身异常表现，需要引起我们的重视。

脂肪肝，能吃回去吗

54岁的王阿姨在前不久的体检中被诊断了脂肪肝，不禁吓了一跳，想着自己平时是有些贪吃，因此体重有些超标，看着手中的体检报告，想着要赶紧减肥，就开始吃素，每日吃大量的粗粮，吃蔬菜水果，不吃肉蛋奶。经过3个月的努力，体重下降了2~3千克，但出现了乏力、头晕的症状，再复查脂肪肝也跟之前没啥变化。这可急坏了王阿姨。

小课堂 ･ ･ ･ ･ ･ ･ ･ ･ ･ ･ ･ ･ ･ ･

脂肪肝患者如何进行营养干预

脂肪肝是指由于各种原因引起的肝细胞内脂肪堆积过多的病变，原因可能有进食高脂肪、高热量的食物导致超重、肥胖从而引起的代谢异常，以及饮酒、经常熬夜、缺乏体育锻炼等。早期、轻度脂肪肝患者往往没有症状，多是在体检过程中发现，也有少数患者会出现乏力等症状。一般来说，早期、轻度脂肪肝为可逆性疾病，早期诊断并通过生活方式调整可恢复正常。脂肪肝患者需要限制总能量摄入，维持健康体重，肥胖者应逐步减肥；调整饮食结构，遵循三低一高的原则，即低碳水化合物、低脂肪、低盐、高膳食纤维，以及保证优质蛋白质的摄入，如瘦肉、蛋、奶等。可适当增加富含甲硫氨酸的食物，如小米、莜麦、油菜、菠菜、花菜、海米、干贝等，可促进体内磷脂合成，有助于肝细胞内脂肪的清除。适量饮水，以促进机体代谢及代谢废物的排泄。此外还要适当地进行体育活动以促进脂肪的消耗。

 知识扩展 ////

脂肪肝的患者应如何运动

并非所有脂肪肝患者都适宜参加体育运动，在确定运动方案前，最好做一个全面体检，请医生进行评估。一些因为肥胖、糖尿病、高脂血症导致的脂肪肝，可以在医生指导下进行运动。如果伴有急性心肌梗死、心力衰竭、心绞痛、心律失常等严重合并症，低体重导致的营养不良性脂肪肝，药物毒素导致的脂肪肝等情况的脂肪肝患者，则不宜过多运动。适度运动可以帮助减少肝细胞中脂肪含量，对脂肪肝能起到一定辅助治疗的作用。在运动时要注意控制时间及运动强度，过于剧烈和长时间的运动会导致过多脂肪动员，游离脂肪酸进入肝脏堆积，反而会加重脂肪肝，不利于疾病恢复。脂肪肝患者一般适合进行中等强度的有氧运动，例如快走、游泳、慢跑、打太极拳、做广播体操等；时间控制在 60 分钟以内为宜，也可分次进行。运动以后，疲劳感通常在休息 20 分钟内消失为宜，同时运动前也要积极做好运动前的准备，避免出现运动损伤。饮食干预和运动锻炼的结合是治疗脂肪肝的重要方式，需要进行持之以恒的坚持。

误区解读

1. 只有经常饮酒和肥胖的人才会发生脂肪肝，瘦人则不会出现

长期饮酒和身材肥胖的确是脂肪肝发生的常见危险因素，但引起脂肪肝的原因还有很多，例如服用某些药物，如糖皮质激素、某些抗生素、甲氨蝶呤及某些中药等。此外营养不均衡也会导致人因代谢紊乱而出现脂肪肝。

2. 得了脂肪肝后不能吃肉

有些人认为得了脂肪肝后一点油腻的食物都不能吃，就戒除荤腥，整天吃素，这样也存在一定的健康隐患。机体需要摄入优质蛋白质，不吃肉蛋奶很容易造成营养缺乏，可能会加重病情。此外，不摄入脂肪和蛋白质，必然会增加碳水化合物的摄入，也同样会造

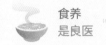
成饮食不均衡，不利于肝脏健康。

3. 多吃水果有利于脂肪肝恢复

水果中富含维生素 C，是有利于肝脏健康的，但水果中含糖量偏高，尤其是果糖，大量摄入水果也会导致体内摄入大量的糖分，从而转变成脂肪储存起来，同样也不利于病情康复和好转。

4. 得了脂肪肝得迅速减肥

脂肪肝患者控制体重是正确的，但要注意减重的速度。过度节食、不科学素食、不按时进餐而经常饥饿，会导致脂肪摄入过少，体脂分解超过了肝脏的代谢能力，也会不利于脂肪肝的治疗。

反酸、晨起嘴苦，和吃饭有关系

小王最近两年经常感到反酸，有时还感到胸骨后有烧灼感，症状在夜里更容易出现，有时候早晨起来还觉得嘴苦。平时总喜欢吃点儿小点心、巧克力，夏天还喜欢喝点儿碳酸饮料、吃雪糕。吃起饭来狼吞虎咽，10 分钟搞定，下了班经常和同事一起去喝酒撸串，常常八九点钟才吃完晚饭。随着升职加薪，工作压力大了，抽烟也比以前多了，有时候一天能抽完一整包烟。身高 175 厘米的小王这两年体重从 75 千克增加到了 85 千克，啤酒肚日益明显，感觉反酸的症状也越来越频繁了，尤其在喝酒撸串之后。去消化科就诊，做了胃镜，提示反流性食管炎，医生给小王开了药，同时叮嘱他改变饮食习惯。小王很疑惑：反流性食管炎还和吃饭有关系？

小课堂 ● ● ● ● ● ● ● ● ● ● ● ● ● ● ● ●

胃食管反流病患者饮食需要注意什么

在进食习惯方面： 进餐时间应规律，避免进餐过快、过饱，切忌暴饮暴食，每餐做到七八分饱，如果有饥饿感，可以在两餐之间规律加餐。睡前 2～3 小时避免进食，餐后也应避免仰卧。

在食物选择方面： 应避免油腻食物，比如油炸食品、肉汤、肥肉、动物油等，也应避免甜食，比如巧克力、甜点、糯米制作的糕点等，避免辛辣刺激食物、高盐食物、薄荷，不喝碳酸饮料、酒类、浓茶。适当增加优质蛋白质摄入，如瘦肉、鱼、虾、豆腐、脱脂奶等，有助于提高食管下括约肌压力，减少反流。增加膳食纤维含量较高的食物亦可能改善反流症状，应保证充足新鲜蔬菜摄入，适量摄入水果。

在生活方式调整方面： 吸烟可损害食管下括约肌功能，患者应戒烟。睡觉时床头抬高 15～20 厘米，有助于减少夜间反流。

 知识扩展 ///

胃食管反流病和体重有关系吗

在肥胖人群中胃食管反流病更为常见，肥胖可能导致食管下括约肌短暂松弛次数增加，且肥胖患者中食管裂孔疝患病率更高，这些因素均可能增加胃食管反流病的风险。因此，肥胖的胃食管反流病患者应注意生活方式调整，饮食、运动两手抓，减轻体重，改善反流症状。

误区解读

既然有药物，吃药就行，不用注意饮食和生活方式

有些患者觉得，既然胃食管反流病可以吃药治疗，那好好吃药就行，其他没什么可注意的。殊不知，饮食和生活方式调整是胃食管反流病预防和治疗的基础，轻度、间歇性的反流症状可以通过饮食和生活方式调整得到缓解，对于重度和复杂胃食管反流病，饮食和生活方式调整也是药物治疗或内镜治疗、手术治疗的重要辅助手段。如果只吃药，而不去避免反流症状的诱因，"该吃吃，该喝喝"，则治疗效果会受到影响，停药后也容易出现症状反复。

胰腺炎患者的吃饭技巧

老李年轻时总是大鱼大肉、喝酒应酬，犯过三回急性胰腺炎，所幸每次都是住院、禁食之后就能逐渐好转。老李喝酒量较以前减了不少，但始终也没下决心戒酒，时不时还会和朋友喝几杯。一年前他开始反复腹痛、腹胀，逐渐加重，每天排便3~4次，大便经常不成形，要是吃得稍微油腻，排便次数就会更多，可以看到便中有油滴。饭量和之前差不多，但是体重逐渐减轻，近一年掉了2千克。最近去消化科看了看，诊断为慢性胰腺炎。医生让老李低脂饮食，同时得监测血糖，需要警惕血糖升高的情况。老李很疑惑，吃饭清淡了，体重继续往下掉怎么办？平时该怎么吃饭呢？

小课堂

胰腺炎患者饮食需要注意什么

急性胰腺炎患者在急性期须禁食，在炎症好转，肠功能恢复后，可尝试进食无脂、纯碳水化合物流食（如米汤、面片汤），后续逐渐过渡饮食，少食多餐，遵循无脂流食→低脂流食→低脂少渣半流食→低脂少渣软食→低脂软食→低脂膳食的原则。比如，可逐渐添加粥、藕粉、果汁、菜汁、果泥、菜泥，如果没有不适，可以尝试蛋羹、嫩豆腐、脱脂酸奶，如果也没有出现腹痛、腹胀，后续可逐渐增加鱼背肉、虾肉、去皮鸡肉、瘦肉丸子等低脂肉类，蔬菜可先尝试瓜类蔬菜，之后可尝试叶类碎菜，循序渐进，逐步过渡到正常膳食，但仍应注意低脂原则，饮酒患者应注意戒酒。

对于慢性胰腺炎患者，首先应戒酒，避免暴饮暴食，少食多餐，细嚼慢咽。能量供应需结合患者体重情况，一般每天 25 ~ 30 千卡 / 千克。应采用低脂、充足碳水化合物、充足蛋白质膳食。蛋白质来源可选择蛋、奶、瘦肉、鱼、豆制品等。避免肥肉、肉汤、动物内脏、动物皮、动物油、油酥点心等高脂食物。烹调方式方面，避免辛辣刺激，多蒸、炖、煮，避免油煎、烙、烤。但也应避免对脂肪摄入限制过于严格，否则可能引起能量摄入不足，并导致脂溶性维生素缺乏。必要时可以采用中链甘油三酯油代替部分脂肪，减轻脂肪的吸收负担。由于胰腺外分泌功能不全导致脂肪吸收障碍，应注意胰酶补充，必要时也需要口服补充脂溶性维生素。新鲜蔬菜、水果有助于水溶性维生素的补充。

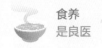

知识扩展

急性胰腺炎常见的原因有哪些

在我国，胆道系统结石是急性胰腺炎最常见的病因，过量饮酒和高甘油三酯血症也是急性胰腺炎的重要病因。因此，已经出现过急性胰腺炎的患者，平时应做到避免饮酒、避免进食高脂食物，如果有胆道系统结石或其他梗阻问题应及时就医，避免急性胰腺炎反复发作。

 误区解读

慢性胰腺炎患者尽量吃素

不能把低脂饮食等同于吃素。首先，吃素并不一定符合低脂饮食，烹调用油、坚果摄入等非肉类来源的脂肪应引起注意。其次，长期吃素导致患者优质蛋白质摄入不足，可损害患者营养情况。慢性胰腺炎患者如出现腹痛、腹胀加重，应严格限制脂肪摄入，及时就医。但在慢性胰腺炎稳定期，可选用含脂肪少同时富含优质蛋白的食物，如鸡蛋、去皮鸡肉、虾、鱼、牛里脊、豆腐等，低脂与补充优质蛋白质并不矛盾。

经常便秘，怎么办

张大妈年轻时就有便秘的情况，这几年越发明显，经常四五天都不排便，排便费力，大便又干又硬，有时候还会感觉到腹胀。

孩子们担心她，让她去消化科瞧瞧病，做了肠镜和直肠排粪造影，没什么问题，医生说她的便秘是功能性的，给她开了口服的药物，吃了之后大便没有原来那么干了，但还是三四天排便一次。张大妈一直以来都喜欢吃辣，不爱喝水，也不爱吃绿叶菜，原来还每天吃点儿水果，现在听周围人说吃水果容易影响血糖，水果也不敢吃了。每天就琢磨到底什么时候能排便，最近还萌生了要不少吃点儿、大便少点儿便秘就能减轻的想法，孩子们听了让她赶紧打消这个念头，好好吃饭。张大妈很疑惑：我应该怎么好好吃饭呢？

 小课堂

功能性便秘患者饮食需要注意什么

功能性便秘在老年人中常见，对老年人生活质量有重要影响。老年人常有多种合并症、应用多种药物，在有便秘情况后应首先就医，除外器质性因素和药物性因素，避免自行盲目用药。饮食方面，首先应保证足够的水分摄入，不要渴了才喝水，如有心肾功能异常，具体饮水量应遵医嘱。膳食纤维可以改善粪便性状、促进肠道蠕动，应摄入富含膳食纤维的食物，比如在主食中以粗粮（燕麦、藜麦、荞麦等）替代一部分白米、白面；增加膳食纤维含量较高的蔬菜，如叶类菜、薯类，适量摄入水果。但应注意，膳食纤维也不能过量，否则可能引起腹胀等不适。益生菌可能也有助于改善便秘，但应在咨询医生后再决定是否补充。食物中的油脂有一定润滑肠道的作用，每日可以来一小把坚果。避免辛辣刺激食物。如果体力允许、病情允许，适当增加活动量，也有助于促进肠道蠕动。

知识扩展

不同食物含有的膳食纤维

　　膳食纤维是指在人体小肠不能被消化吸收，而在大肠能部分或全部发酵的可食用的植物性成分、碳水化合物及其类似物的总称。膳食纤维根据在水中的溶解能力分为可溶性膳食纤维和不溶性膳食纤维。可溶性膳食纤维包括树胶、果胶、瓜尔胶、植物黏胶、欧车前等，不溶性膳食纤维包括纤维素、半纤维素、甲基纤维素、木质素等。不同食物富含的膳食纤维有所区别，比如含有可溶性膳食纤维的食物中，燕麦、大麦、黑麦等含有 β- 葡聚糖，鹰嘴豆、扁豆、洋葱等含有低聚半乳糖，苹果、樱桃、橘子、杏子等含有果胶，芦笋、韭菜、香蕉等含有果聚糖；含有不溶性膳食纤维的食物中，麦麸等含有半纤维素，海藻等含有纤维素。丰富食物种类，可以补充多种膳食纤维。

 误区解读

少吃点儿东西，大便少点儿，便秘就能减轻

　　这个观点是错误的。事实上，粪便可以刺激肠道蠕动，并刺激肠道神经系统产生排便反射。很多功能性便秘患者已经存在肠道动力减慢的问题，如果饮食量少、产生的粪便少，肠道蠕动可能进一步减慢，也不易产生排便反射，便秘没好转，还可能出现体重下降、营养素缺乏，影响健康，且对便秘的担忧情绪也会进一步加重，影响心情。因此，重要的在于调整饮食习惯及食物种类，而不是调整食物量。

肠内有溃疡的人，吃饭要注意什么

小刘最近三年经常腹泻，最开始自己也没当回事，酒继续喝，鲜香麻辣的食物也没有顾忌，后来发现腹泻越来越严重，最重时每天排便能有 8～10 次，大便呈糊状，有时还带血，这才赶紧去医院就诊，诊断为溃疡性结肠炎。症状最重那会儿小刘每天只能喝营养粉、米汤，目前经过治疗后病情已经稳定，已经逐渐恢复了进食，以后在饮食方面小刘应该注意哪些问题呢？

 小课堂

炎性肠病患者饮食注意事项

炎性肠病是一种病因尚不明确的慢性肠道炎症疾病，主要包括克罗恩病和溃疡性结肠炎。在疾病活动期，尤其是重度活动期，营养来源可能以肠内营养或肠外营养为主，如病情许可，辅以清淡、易消化食物。病情平稳或缓解后，膳食为患者的主要营养来源，由于不适当的饮食可能会诱发或加重炎性肠病患者的临床症状，在日常生活中应注意调整饮食习惯。首先，进餐时间应规律，细嚼慢咽，避免进餐过快。其次，避免油腻、辛辣、生冷、质地粗硬的食物。食品添加剂可能增加炎性肠病的发病风险，应避免加工食品。能量和优质蛋白质应充足，主食以精米、精面为主，可选用易消化的优质蛋白质食物，如嫩豆腐、蛋羹、去皮鸡肉、鱼肉等，避免加工肉。避免含有精制糖的食物，比如糖果、巧克力、甜味糕点、甜味饮料等。适当控制脂肪摄入，避免煎、炸等高油烹调方式，推荐蒸、煮、汆、炖，尤其应限制饱和脂肪酸、避免反式脂肪酸，不吃动物油、人造奶油。豆类、坚果、水果和高纤维蔬菜应视患者耐受情况谨慎添加。吸烟、饮酒的患者应戒烟、戒酒。

知识扩展

适度增加运动有助于改善炎性肠病患者的营养情况

在病情平稳、体力允许的情况下，适度增加运动可以改善炎性肠病患者的营养情况，同时也有助于改善情绪和生活质量，与营养补充相结合，有助于延缓疾病复发。

误区解读

担心饮食不当诱发症状，于是减少进食量

很多炎性肠病患者都有饮食不当、诱发症状的担忧，这也不敢吃，那也不敢吃，越吃越少，结果出现营养不良。在病情稳定期或缓解期，患者应注意烹调方式，保证能量和优质蛋白质摄入，应观察对于食物的耐受情况，但需要避免过多限制食物种类。良好的营养情况对于病情控制有重要意义，因此应避免盲目限制饮食，必要时应去营养科就诊，制定营养支持方案。

乳糜泻——吃面引起的腹泻

王大姐最近两年总是容易腹痛、腹泻，大便有时候能看到油滴，体重也掉了两三千克。单位组织体检，还发现自己有轻度贫血。去医院就诊，医生问她症状和吃东西有没有关系。王大姐自己没觉得什么食物让她容易腹泻，这两年平时吃饭也很注意，从来不吃辛辣的、生冷的、粗纤维含量多的食物，但是去年全家去南方旅游了一个月，其间觉得腹泻比之前有所减轻。医生问王大姐平时主食吃什么，她说全家人都爱吃面，基本上每顿都是面条、馒头、包子或者饺子，旅游这期间主食基本是米饭。完善检查后，王大姐确诊了乳糜泻。医生告诉她以后不能再吃面了，王大姐很疑惑，怎么吃面还能引起腹泻呢？

 小课堂

乳糜泻的治疗基础——去麸质饮食

乳糜泻是遗传易感人群因摄入含麸质蛋白食物、引发的自身免疫性肠道疾病，儿童、中青年、老年人均可患病。麸质蛋白又称面筋，是一种主要存在于小麦、黑麦、大麦及其制品中的蛋白质复合物。去麸质饮食是乳糜泻的治疗基础，在主食中应严格避免麸质蛋白，可以采用大米、小米、糙米、玉米、荞麦、藜麦、高粱、豆类、薯类代替主食。此外，还应严格避免含有麸质的加工食品，比如各种面包、蛋糕、饼干、点心。也应尽量避免其他加工食品，因为一些食品添加剂中可能含有麸质，比如稳定剂和乳化剂，所以在进食前应先仔细阅读配料表，避免添加麸质的食物。此类患者比较容易忽视的是在发酵过程中掺有麸质的食物，比如一些调料（如酱油、醋、沙拉酱、面酱、卤汁等）和酒（如啤酒、麦芽酒等），这些都应严格避免。乳糜泻患者可以正常摄入蔬菜、水果、肉类、鱼类、鸡蛋。乳制品应视患者耐受情况而定，有些患者可能会出现继发性乳糖不耐受，食用乳制品可导致腹痛、腹泻加重，就需要避免乳制品。

 知识扩展

为什么有些乳糜泻患者会贫血

乳糜泻主要导致小肠受累，而小肠是人体营养吸收的关键部位。多种微量营养素，包括维生素 B_1、维生素 B_2、维生素 B_6、叶酸、维生素 B_{12}、维生素 A、维生素 D、维生素 E、维生素 K 等，宏量元素钙、磷、镁，微量元素铁、铜、锌、硒等的吸收均发生在小肠。缺乏铁、叶酸、和／或维生素 B_{12} 可能引起贫血。此外，其他营养素缺乏可能也会有相应表现，比如维生素 K 缺乏可能影响凝血功能，维生素 D 和钙的缺乏可能引起骨质疏松。因此，在乳糜泻患者中应注意微量营养素的补充。

 误区解读

坚持去麸质饮食一段时间，症状好转就恢复之前的饮食

乳糜泻患者应终身坚持去麸质饮食。一些乳糜泻患者在坚持去

麸质饮食一段时间后，症状明显好转，就觉得饮食方面可以放松了，可以恢复之前的饮食习惯了，结果出现病情复发。在坚持去麸质饮食的同时，充分摄入种类丰富的蔬菜、水果摄入，确保足够的优质蛋白质摄入，乳糜泻患者同样可以收获美食的快乐。

肾功能不好的人，能不能吃豆制品

　　45 岁的潘先生是一位白领，患有多年的高血压。平时工作压力大，熬夜加班是家常便饭，周末都时常忙得不可开交，因此，血压控制很不理想。最近 1 个月，他常感觉乏力，夜尿次数增加，总感觉尿中泡沫变多，有时坐久了脚踝会有些水肿，潘先生害怕自己得了大病，就到医院来就诊，通过检查发现血压很高，肾脏出现了损伤，尿里面出现了蛋白，被医生告知要规律口服抗高血压药，注意休息，饮食中要适当控制蛋白质的摄入，定期要复查肾功能。身旁的病友还提醒不要吃豆制品，这对于爱吃豆制品的潘先生来说还真犯了难，在网上查了半天，越来越纠结，潘先生到底何去何从？

 小课堂

肾功能不好的人，到底能不能吃豆制品

　　生活中像潘先生这种情况的患者并不少见，常年高血压并且血压控制不稳定，是容易出现肾功能损伤的，出现肾功能损伤以后，大多数患者是迷茫的，不知道控制蛋白质摄入应该达到一个什么程度，网络上的各种信息会让患者更加不知何去何从，于是很多患者就走了极端，宁可不吃豆制品，也不想让自己的肾脏发生进一步损伤。殊不知，这是一个很多患者都存在的误区。首先，慢性肾功能不全的患者调整饮食中的蛋白质摄入量的做法是没有错的，而且要根据个人的肾功能情况调整蛋白质摄入量，固然不推荐肾功能不好的患者长期过多摄入蛋白质，但过度控制蛋白质摄入对患者同样不利，会造成患者营养不良，甚至加速疾病进展。所以建议患者一旦出现肾功能损伤，应尽快去肾内科和营养科就诊，根据患者具体情况制订合理的能量和蛋白质摄入量。此外，蛋白质来源的问题也是肾病患者经常关注的：豆制品含有丰富的植物蛋白，属于优质蛋白质，我们要根据患者肾功能情况，制订每天蛋白质摄入的总量，其中的一部分可以选择豆制品来源的蛋白质，但也要注意不要过量摄入大豆或其制品，同时要兼顾肉类、蛋类和奶制品的摄入。

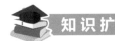 知识扩展

肾功能不全患者的总体饮食原则

对于慢性肾功能不全的患者，饮食方案会随着肾功能剩余的程度不断调整和改变。医生或营养师可以根据患者的年龄、体重、性别和肾功能指标来估算肾功能剩余情况，饮食中的蛋白质、能量和其他营养也将需要进行调节，以保证在保持合理的营养状态下延缓肾脏病的进展。如果最终需要透析或肾移植，患者的饮食也会根据所选的治疗而制订。这里主要介绍不需要透析治疗的肾功能不全患者的饮食原则。

适量的蛋白质。蛋白质具体摄入量要具体问题具体分析，医生或专业营养师会建议患者在饮食中控制蛋白质的量，这会帮助患者减少体内代谢废物，使肾脏功能维持得更久。蛋白质有两种来源：一种是动物性蛋白质，如蛋、鱼、肉、奶制品；一种是植物性蛋白质，如大豆、蔬菜和谷物。患者最好记录每日的吃饭记录并给医生或营养师评估，看蛋白质摄入量是否合适。

充足的能量。充足的能量对肾病患者的整体健康非常重要。因为饮食中要控制蛋白质的摄入量，这样就缩减了能量的一个重要来源，所以就需要从其他食物中获取额外的能量，如淀粉类食物（凉粉、红薯、芋头、粉条等）或食用油（橄榄油、茶油等），但糖尿病患者须经过医生或营养师指导后酌情摄入。

控制钠盐摄入。肾脏病、高血压和钠盐通常是相互关联的，因此，肾功能不好合并高血压的患者需要限制饮食中钠的含量，尤其是购买加工食物时，一定学会阅读食物标签，一般而言，应减少或避免烧肉酱、咖喱、罐头、火腿、香肠、培根、含盐的小吃等。

限制过多的磷摄入。对于肾功能不好的患者而言，磷过高是有害的。所以饮食中应避免磷含量高的食物，如坚果、花生酱、乳酪、布丁、干豆、饮料（如可可、啤酒和可乐）等。若磷的水平过高，可能建议患者使用磷结合剂药物。

控制钾的摄入。血钾对肾脏病患者非常重要，过高或过低都是危险的，患者是否需要改变饮食中含钾高的食物的量取决于患者肾脏病的阶段以及是否正在服用能影响血钾水平的药物。根据血钾水平，医生可能会给出相应的建议来平衡患者血钾的水平。

液体摄入。通常，在肾脏病早期，患者不需要严格限制入液

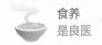
量。如果疾病恶化，医生会告诉患者什么时候需要限制液体摄入量以及每日合适的入液量。

透析患者怎么吃

陈阿姨患有慢性肾脏病近20年了，在医生的指导下，病程中一直坚持限蛋白充足能量的饮食，规律用药，肾功能尚算稳定。但由于病情的进展，加之老伴生病需要照顾，陈阿姨的生活节奏一下被打乱了，血压比以前升高了，劳累后下肢经常水肿，到医院检查后被医生告知已经到了肾功能衰竭期，需要做透析治疗。陈阿姨是一个乐观的人，接受了医生的建议。在近1年的透析治疗的时间里，陈阿姨一直坚持着透析前的饮食方案，但觉得身体大不如前：经常感觉乏力，胳膊腿越来越细，抵抗力也越来越差，经常感冒，陈阿姨为什么会出现这种情况呢？

 小课堂 ● ● ● ● ● ● ● ● ● ● ● ● ● ● ● ● ●

透析患者要提防营养不良状态

陈阿姨有多年的慢性肾病史，以往规律饮食和用药，肾功能稳定，但在老伴生病后生活节奏被打乱（诱因），肾病随之进展，通过检查被诊断为肾功能衰竭。目前，除了肾移植外，透析是治疗肾病终末期的主要方法，透析方式包含两种：一种是血液透析，另一种是腹膜透析，但不管是哪种方式，透析后身体的代谢变化会使人更容易出现营养不良，因为透析后会使身体蛋白质的丢失增加，如果饮食中不相应增加蛋白质摄入的话，那么身体的"库存"就容易被"掏空"，比如陈阿姨在透析后依然坚持着原来的饮食方式（控制蛋白质），一方面因透析会导致身体蛋白质丢失增加，一方面又控制着来源，这样身体肯定吃不消，因此陈阿姨越来越瘦，觉得体力大不如以前，身体的免疫力也越来越差，进入了营养不良的状态。这种状态对于患者来说是非常危险的，不光生活质量变差，还可能造成多系统损伤，甚至危及生命。

 知识扩展

透析患者应该如何合理饮食

对于慢性肾脏病患者而言，饮食的原则应根据治疗的方式和剩余的肾功能进行调整，如果开始透析治疗，那么饮食的原则与透析前会有较大的变化，尤其是蛋白质摄入量，透析前根据病情要控制蛋白质的摄入量，透析后则需要增加蛋白质的摄入量以满足身体的需求和消耗，应遵循以下原则。

较多的蛋白质摄入。患者每天的蛋白质摄入量最好咨询专业的医生或营养师，遵循相应的建议以保证合理的蛋白质摄入量。此外，透析患者还应该保证优质蛋白质摄入的比例，一般而言，优质蛋白质摄入量不低于总蛋白质摄入量的50%。优质蛋白质包括：蛋类、鱼虾类、肉类、奶制品以及适量的豆类及制品，患者最好记录能代表平日饮食习惯的饮食量，咨询专业的医生或营养师是否合适。

充足的能量摄入。充足的能量摄入有助于患者维持体重和营养

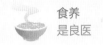
状况，使蛋白质更有效地为身体"服务"，如果患者同时合并有糖尿病，则须经过专业的医生或营养师指导后摄入适宜的能量。

监测电解质和营养状况。规律透析的患者应定期监测血液中的钠、钾、磷等水平，根据电解质水平合理调整饮食中钠、钾和磷的摄入，一般情况下，应避免高磷食物（坚果、花生酱、乳酪、布丁、干豆，饮料如可可、啤酒和可乐）和高钠食物（烧肉酱、咖喱、罐头、火腿、香肠、培根以及含盐的小吃）等。除此以外，透析患者还应监测透析后的体重、身体的肌肉量、肌力（握力）以及血液中蛋白质和一些维生素及矿物质的水平，如叶酸、维生素 D、铁和钙等，根据监测值遵医嘱进行增补，不能盲目补充。

液体量。总体要遵循出入平衡的原则，要根据透析方式、充分性、尿量、皮肤丢失（出汗）等因素遵医嘱执行。

得了肾结石，有啥不能吃

小王体检时计算机体层成像（CT）提示肾结石，体检科医生建议他注意调整一下饮食。他把检查报告拿回家，太太有些犯愁："先生得了肾结石，做饭时需要注意哪些问题呢？"

 小课堂

肾结石患者的饮食原则

肾结石是一种发病率高、病因复杂的常见泌尿系统疾病。根据结石相关的代谢特点给予营养管理是其治疗中重要的基础治疗。充分饮水，保持适宜的含钙食物摄入，饮食低盐、清淡是肾结石患者的合理饮食要求。对于草酸钙结石患者，可酌情限制富草酸的食物。

 知识扩展

肾结石患者要合理营养

充分饮水： 根据气温、劳动强度、出汗情况等而定应使人体保持充足的饮水量。一般情况下，机体应保持每 24 小时的尿量 1 500 毫升以上，加之皮肤蒸发、呼吸道丢失水分，每天饮水应在 2 000 毫升以上，出汗多时还应酌情增加。

保持适宜的钙摄入： 低钙饮食可能增加草酸的吸收而促进高草酸尿的风险，而草酸是形成肾结石的主要危险因素。充分的含钙食物摄入（奶、豆制品、海鲜、虾皮）有助于降低肾结石风险。

酌情限制富含草酸的食物： 对于草酸钙结石患者，可酌情限制富含草酸的食物，如巧克力、菠菜、番茄、马铃薯、甜菜、咖啡、可乐、各种坚果、草莓、茶等。此外，维生素 C 在体内会部分转化为草酸盐，从而使尿草酸排泄量增加，因此过量口服维生素也应避免。

高脂、高糖饮食，口味重盐、喜吃腌制、加工食品等饮食习惯与尿钙排泄增加以及肾结石的风险增加存在密切相关。此外，高动物蛋白摄入，可导致尿液中钙和尿酸含量的增加及枸橼酸盐的减少，从而增加了机体酸负荷，导致尿 pH 下降。肾结石患者应维持动物性食品的摄入不高于健康人群。

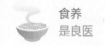
综合生活方式管理：肾结石的防治，有赖于综合的生活方式管理，应纠正其他不良饮食习惯。

得了甲亢／甲减，能不能吃含碘食物

陈女士今年30岁，怀孕8周，自己有两年甲状腺功能减退（简称"甲减"）病史，药物控制稳定，这次在产科行营养素筛查时发现自己尿碘偏低。医生建议她去营养科看看。营养科医生询问其饮食，原来陈女士平素三餐不规律，大多在单位食堂进餐或吃外卖，很少吃海产品。陈女士在妊娠期该不该吃含碘食物，该怎么吃呢？

 小课堂 · · · · · · · · · · · · ·

甲亢和甲减，究竟是怎么回事

碘是人体必需的微量元素，日常生活中常见的含碘食物有食用碘盐、海带、紫菜、淡菜、干贝、虾皮及其他海产品。碘是合成甲状腺素的主要原料，主要富集在甲状腺，其他组织几乎不含有碘元素。碘摄入不足或过多不仅影响甲状腺功能，且与甲状腺疾病密切相关。

甲状腺功能亢进简称"甲亢"，是指各种原因导致甲状腺功能增高、分泌激素增多或因甲状腺素在血液循环中水平增高所致的一组内分泌疾病。摄入大量的碘可加速甲状腺素的合成，诱发甲亢或使甲亢症状加剧。因此，甲亢活动期患者应适当限制富碘食物，慎用各种含碘的药物和含碘造影剂，而甲亢缓解期不必刻意限制碘摄入，特别是进入孕期后，应确保碘营养正常，满足胎儿发育对碘的需求。

甲减是由于多种原因引起的甲状腺素合成分泌减少或生物效应不足所致的全身性内分泌疾病。缺碘可引起甲状腺肿，应补充适量的食物碘，用来防治甲状腺肿。但应忌用促甲状腺肿食物，包括卷心菜、萝卜、甘蓝、花菜、木薯、核桃等食物，这些食物中含有的硫氰酸盐会与甲状腺竞争碘，从而减少甲状腺对碘的摄取，进而影响甲状腺素的合成。

 知识扩展

甲亢患者、甲减患者的饮食原则

甲亢患者的饮食原则：甲亢在临床上多呈高代谢综合征，与之相关的营养素除碘之外还包括三大能量营养素、B 族维生素、维生素 C、镁、锌等微量营养素消耗量增加。因此，甲亢期间的饮食原则应是高能量、高蛋白、高维生素及适当钙磷，限制碘的摄入。与正常人相比，须增加 50% ~ 70% 能量以满足过量的甲状腺素分泌引起的代谢率增加。且强调蛋白质供应在每天 1.5 克 / 千克以上，保证优质蛋白质的摄入。增加餐次，注重食物的选择。纠正因代谢亢进引起的消耗，预防营养不良的发生。

甲减患者的饮食原则：甲减患者消化功能相对减慢，消化液分泌腺体受到影响而导致酶活性下降，导致白蛋白下降，在蛋白质营养不良的条件下，甲状腺功能有低下的趋势，因此，甲减患者须保证每天蛋白质摄入不低于 60 克，适时补充氨基酸，维持人体蛋白质平衡。甲减也会影响脂肪的代谢，血浆胆固醇合成速度虽然不快，但是排出速度缓慢，因而易出现高胆固醇血症。甲减患者须限制脂肪的摄入，每天的脂肪供能在 20% 左右，并限制富含胆固醇的食物。甲状腺激素不足还可能影响红细胞生成，导致骨髓造血功能减低，铁吸收障碍等。有贫血者需要纠正贫血，补充富含铁的食物，同时注意评估叶酸、维生素 B₁₂、维生素 A、锌、铜等造血相关营养素状况。

误区解读

合并甲减的孕妇不需要补碘

这个观点是错误的。事实上，碘对胎儿神经智力的发育十分重要，且甲减会增加子痫前期、低体重儿、流产等不良妊娠结局的风险。孕期女性碘的需要量约为非孕期的 2 倍。而甲减患者本身甲状腺素合成不足，孕期碘需要量增加的情况下，更需要补充碘，以保持适宜的碘营养状况。另外甲亢患者孕期不是一直需要限碘，可在医学监控下采取限碘措施，待甲状腺功能正常后，即可恢复适宜碘摄入。

孕妇血糖异常，怎么吃

乔妈妈，36 岁，平素喜面食，无运动习惯，母亲有糖尿病 10 余年。8 年前孕育第一胎，剖宫产一 4 500 克女婴，孕期增重过多，产后体重滞留，至今仍处于超重状态。今年是第二次怀孕，孕期相对平顺，但葡萄糖耐量试验阳性，诊断为妊娠糖尿病。于是她来营养科就诊，希望能在医生的帮助下调节血糖。

 小课堂

孕妇血糖异常，怎么吃

选择以粗杂粮为主的主食。选对主食有助血糖控制，一味少吃是不对的，碳水化合物进食不足导致能量不够且易使尿中酮体升高，影响孕妇增重和胎儿发育。杂粮饭是较好的正餐主食，蒸饭时，可采用一半白米、一半杂麦杂豆（如燕麦、荞麦、苦荞、藜麦、黑小麦、糙米、红豆、绿豆等混合）的方式。

选用富含蛋白质的食物。混合食物中的蛋白质，有利于延缓消化速度，提升饱腹感。高蛋白低脂肪的食材包括鸡胸肉、去皮禽肉、猪牛羊的里脊或纯瘦肉、动物血（每周 100 ~ 300 克）、动物肝脏（每周 50 ~ 150 克）、鱼虾贝类，这些食物与香肠、腊肉、酱鸭、火腿、午餐肉等加工肉制品相比，不光有利于餐后血糖控制，还可满足孕妇造血、胎儿发育对营养的需求。获取蛋白质，除了以上所说的各类瘦肉，还应摄入每天一枚全蛋（可额外增加蛋清）、500 毫升脱脂奶或无糖酸奶，以及高蛋白的植物性食物如豆腐、豆干、坚果等，这些也是必要的。

多吃新鲜蔬菜、控制水果。正餐以绿叶、深色蔬菜和瓜茄类蔬菜为主，每天至少 500 克。蘑菇、木耳、海带等菌藻类蔬菜最好每餐有，每周 2 ~ 3 次。水果吃多了不利于控制增重和血糖，特别是含糖较高的品种。建议选用柚子、草莓、蓝莓、树莓、樱桃、枇杷、莲雾、番石榴等低糖水果，每天 100～200 克分在两次加餐时弥补正餐的不足。

植物油多样化。 摄入太多的油会导致身体脂肪过多、降低胰岛素敏感性。油吃得不对同样不利于血糖控制。不用富含饱和脂肪酸的动物油脂、棕榈油等，而用富含维生素 E、单不饱和脂肪酸（油酸）、α- 亚麻酸和亚油酸的橄榄油、亚麻油、葵花籽油、玉米胚芽油等，多备几种，每天交替使用，总量控制在 25～30 克。

注意烹饪方法。 推荐清淡、简单的低温烹调，如余、蒸、烩、炖，不用油炸、烤、烙等高温方式，更不要用添加淀粉（勾芡、挂糊、上浆）、糖的调味方法，有些调味料（如某些醋、老抽、酱料）含有糖、糊精或淀粉成分，会干扰餐后血糖，要特别留意规避。

 知识扩展

孕期身体活动很重要

妊娠糖尿病的孕妇一定要适当增加身体活动。

每次正餐后宜进行 30 分钟左右的步行（2 500～3 000 步），或相近强度的运动（孕妇体操、走椭圆机等）。

每周最好能有 3～5 次抗阻锻炼，每次持续 15 分钟，休息 5～10 分钟，可再继续下一个 15 分钟。运动强度按准妈妈的身体承受能力来定，达到可耐受最大心率（通常是指 200 - 年龄）的 60%，100～120 次 / 分，这个强度才能够起到增进心肺功能，促进能量物质代谢、提高基础代谢率，改善宫内血供和营养的作用。

如果条件允许，还可以去健身房或瑜伽馆，在专业教练的指导下做一些肌肉练习，肌肉强健之后，血糖也会比较容易控制。

需要注意的是，不宜空腹长时间运动，运动中感疲乏或宫缩频繁，应稍事休息。

误区解读

血糖异常，不能吃主食

不少有妊娠糖尿病的孕妇认为主食是血糖异常的主要原因，首先通过减少主食来控制血糖，但是孕期这样做是不合理的，不仅会因为主食量不足导致能量不够，还易使尿中酮体升高，影响增重和胎儿发育。另外主食不够还会影响血糖的平稳，出现夜间低血糖和空腹高血糖。血糖异常的孕妇更应注重均衡饮食和营养，主食供能比达 50% ~ 55%，需要选择消化慢、升糖指数低的主食，合理搭配蛋白质、蔬菜水果、油脂，增加运动，增加餐次，规律进餐，避免饥饿感。防止血糖忽高忽低。

得了多囊卵巢综合征想备孕，来看营养科

26 岁的青青体型偏胖，结婚半年后计划孕育宝宝。时间过去一年还是没有怀孕，于是她去医院检查，被医生告知性激素水平紊乱，雄激素偏高，超声检查显示卵巢存在多囊现象，排卵异常。再询问青青月经史，存在月经稀发。最后青青被确诊为多囊卵巢综合征（PCOS）。医生对她说，多囊卵巢综合

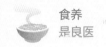
征的发病率在我国越来越高，病因复杂，但只要积极治疗，调整生活方式，病情可以得到改善，卵巢功能恢复正常就可以孕育宝宝。

小课堂

多囊卵巢综合征患者营养原则

患有多囊卵巢综合征的女性因内分泌代谢异常，身体处于胰岛素抵抗和微炎症的状态。她们外形多偏胖，以腹型肥胖为主，爱长痘痘，存在月经失调、不孕等问题。而孕妇糖脂代谢本身会发生适应性变化，多囊卵巢综合征会加重胰岛素抵抗，如不提前干预会由此形成恶性循环，导致机体糖脂代谢紊乱，增加妊娠并发症的风险。因此，多囊卵巢综合征的女性备孕，有控制体重、降低体脂率、改善微炎症状态、减轻胰岛素抵抗的需求。在其饮食中应注意以下要点。

能量。研究表明，体重减轻 5% ~ 10% 可显著促进多囊卵巢综合征患者整体状态改善，该过程应循序渐进，一般以 6 个月完成减重目标为宜。可以限定能量摄入量比标准摄入量减少 30%。

碳水化合物。低升糖指数主食或全谷物不仅可以提高胰岛素敏感性，也可降低炎症反应。燕麦、莜麦、荞麦、糙米、红豆、绿豆、芸豆等比白米好，杂粮面粉比白面好。

脂肪。饱和脂肪酸、反式脂肪酸、ω-6 脂肪酸都有促炎作用，降低胰岛素敏感性，刺激卵巢雄激素的产生，加重高雄激素血症。烹调时不宜用黄油、猪油、棕榈油、椰子油、花生油，应选择亚麻籽油、橄榄油、茶油。脂肪来源的动物性食品可以选择鱼虾、去皮禽肉。

微量营养素。维生素 C、维生素 E、维生素 D、锌、硒、镁等具有抗炎或抗氧化的作用。新鲜蔬菜、水果、坚果、全谷物和杂豆、奶制品都是良好的微量营养素来源。但需要强调的是，果糖和葡萄糖的摄入会使活性氧产生量增加，炎症和氧化应激水平增高，且果糖会使体内合成饱和脂肪酸，促进胰岛素抵抗。建议多囊卵巢综合征患者有选择性地食用少量水果，如有抗氧化、酸口的莓果类、樱桃类。忌食用甜面包、甜饮料。

 知识扩展

适合多囊卵巢综合征患者的食谱

> ### 1 600 千卡食谱
>
> 总能量：1 640 千卡，蛋白质 65 克，脂肪 52 克，碳水化合物 228 克。
>
> 早餐：牛奶麦片粥（低脂牛奶 250 毫升、燕麦片 25 克）；鸡蛋 1 枚；蒜蓉生菜 100 克。
>
> 午餐：杂粮饭 100 克；清蒸多宝鱼 50 克；西红柿紫菜汤（西红柿 50 克，紫菜 2 克）；海带豆腐丝（豆腐丝 50 克，海带 50 克）。
>
> 晚餐：杂粮饭 100 克；肉片西葫芦（猪里脊肉 50 克，西葫芦 100 克）；素炒小白菜 100 克。
>
> 加餐：蓝莓 200 克。
>
> 全天烹调油 25 克，盐 5 克。

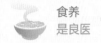
1 400 千卡食谱

总能量：1 399 千卡，蛋白质 57 克，脂肪 47 克，碳水化合物 187 克。

早餐：低脂牛奶 250 毫升；杂粮馒头（面粉 50 克）；凉拌黄瓜西红柿（西红柿 50 克，黄瓜 50 克）。

中餐：杂粮饭 75 克；鸡肉西蓝花（鸡胸肉丝 50 克，西蓝花 75 克）；豆干炒时蔬（豆干 50 克，蔬菜 200 克）。

晚餐：杂粮饭 75 克；白灼虾 50 克；丝瓜蛋汤（丝瓜 100 克，鸡蛋 1 枚）。

全天烹调油 20 克，盐 5 克。

注：杂粮饭是指一半杂麦杂豆与一半白米混合蒸煮出来的食物。

得了阿尔茨海默病，吃饭怎么办

最近，70 多岁的王大妈要和王大爷闹离婚。王大爷年轻的时候人挺好的，对家里、工作也都没得说，除了偶尔爱喝点酒，退休前就有高血压，身体也没啥问题。最近几年，王大爷老爱忘事，大家也都觉得就是人老了。可是这半年，王大爷老说王大妈要害他，给他饭菜里面下毒，所以不敢吃饭，瘦了好多，昨天在厨房，竟然还把老伴给打了。王大妈说什么也要离婚。子女赶紧回家，了解王大爷的情况后赶紧把老人送去了医院，经过系统的认知评估，王大爷被诊断为阿尔茨海默病。

小课堂

阿尔茨海默病患者的进食问题如何解决

痴呆是一种以认知功能减退为特征的疾病，患者的学习和记忆、语言、执行功能、复杂注意力、知觉运动功能和社会认知功能都可能出现下降。认知功能减退会逐渐地严重，干扰日常行为和甚至让老年人失去独立生活的能力。60%～80%的老年人的痴呆类型是阿尔茨海默病，但是病因和发病机制尚不明确。其实王大爷有比较典型的中晚期阿尔茨海默病表现，除了记忆下降，还有激越、攻击、妄想等问题，同时还合并有嗅觉异常。

进食问题的发生和进展是晚期阿尔茨海默病的标志，患者可出现体重明显的变化。因此营养支持是影响患者生活水平的重要因素。

没有安全感和妄想是王大爷拒绝吃饭的主要原因，嗅觉减退在痴呆（尤其是路易体痴呆）患者也很常见，另外晚期痴呆患者会出现口腔性吞咽困难，即口腔内留存食物或吐出食物，老年抑郁也可能出现食欲减退。那应该怎么办呢？

第一，可以尝试改变进食环境，营造轻松的氛围，可以请专门有经验的照护者，或者暂时更换主要照护人（例如王大爷这种情况）。

第二，可以改变食物质地，提供手抓食物、较小份食物或患者最喜爱的食物。

第三，针对嗅觉减退，可以采用低钠酱油、芥末、辣椒、胡椒等增加食物风味。

第四，如果担心营养充分的问题，可以咨询营养科，评估老年人的营养需求，给予口服营养素补充剂或者多维元素片。

患者如果失能严重，就需要人工经口喂食了，其益处包括患者能体会到品尝食物的持续快乐以及在进食时能与家人和照料者互动。其间要注意减少分心的因素，注意食物的质地避免误吸，以及在最清醒和功能水平最佳时吃饭，另外采取一些辅助喂食的餐具也很有帮助。

如果老年人进展到吞咽困难，为避免残留的食物呛到气管导致肺炎，就要考虑通过鼻饲管或放置长期管饲的方法保证营养的摄入了。管饲可以延长生命、预防误吸、改善营养不良及压疮以及减轻饥渴症状。

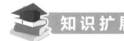 **知识扩展** ///////

认知功能减退的危险因素

还有一些危险因素和认知功能减退有关，老年朋友可以日常关注一下。

血压。脑卒中、心血管疾病也是痴呆的危险因素，所以控制好血压可以预防认知功能减退。收缩压在 $130 \sim 140\text{mmHg}$ 是比较合适的。

生活方式。适度运动，不饮酒，均衡的饮食，和记忆训练都是有利于预防老年痴呆的。

维生素 B_{12}。维生素 B_{12} 缺乏可能导致轻度认知功能减退，适当的补充是有益的。

其他药物。有一部分抗胆碱能药、苯二氮䓬类、阿片类、抗精神病药会加重老年痴呆症状，常见的如溴苯那敏、氯苯那敏、赛庚啶、茶苯海明、苯海拉明、达利非那新、非索特罗定、奥昔布宁、索利那新、托特罗定、阿托品、颠茄、氯氮平、东莨菪碱，具体用药可以咨询药师或老年病科的医生。

患者吞咽困难时，如何保证营养

　　80 岁的叶大妈患有缺氧缺血性脑病，且因牙齿脱落进食时需要安装义齿，因此，咀嚼存在困难。之前一直吃的是较为软烂的食物，但因为吞咽食物的前中后期都曾发生过误咽，并两次因食物窒息而就医。因此，医生建议王大妈吃泥状、糊状的食物。但叶大妈对糊状食物非常抗拒，并因此拒绝进食，并导致出现了脱水症状。叶大妈的家人非常担心，但又不知道怎么办才好。

 小课堂

吞咽困难患者如何饮食

　　吞咽困难的患者的主要进食困难在于气管防御障碍和营养摄取障碍。气管防御障碍是指吞咽食物过程中会发生误咽、误吸甚至窒息等，营养摄取障碍是指因食物摄入困难导致的脱水和低营养的发生。

　　目前临床上吞咽困难的患者，常见的营养保障方式是鼻饲胃管的方式，将食物加水匀浆或者使用液体或溶解后的粉体全营养特殊医学用途配方食品代替经口饮食。但长期管饲，会引起黏膜损伤，让患者失去进食的快乐，从而降低生活品质和摄食意欲，增加心理和身体的双重健康风险。

因此，吞咽障碍患者要尽可能地恢复经口饮食。在积极配合医生进行导致吞咽困难的疾病治疗的同时，接受吞咽功能的筛查和评估及进食训练，了解吞咽障碍食品及饮食健康的相关知识。尽早实现经口进食，改善自身营养状况，通过进食合适质构的食物以减轻进食时气管防御障碍，保障充足的营养摄取。

适合吞咽困难患者的食物的特点如下。

一是有一定的内聚性（指食物被压碎后，食物碎块之间互相结合并形成易于吞咽的食物团的能力）。内聚性差的食物，则不利于成形，容易分散、易残留在咽部，误吸的风险就随之增高。

二是具备合适的黏着性，当食物的黏着性过高，亦会增高咽部残留的风险。

三是有一定的硬度和变形能力，咀嚼后所形成的食团应易变形，以保证食物能顺滑地通过口腔及咽部。

四是固体食物应该密度均匀。

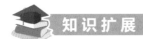 **知识扩展**

什么是吞咽障碍食品

吞咽障碍食品是指通过加工，包括但不限于粉碎或添加增稠剂、凝固剂等食品调整剂后制成的，符合吞咽障碍人群经口进食要求的特殊食品。

固体的吞咽障碍食品通过改变固体食品的质构，使其比正常的固体食物咀嚼难度低，使吞咽障碍患者可以经过少量咀嚼或无需咀嚼即可将食物吞咽。液体的吞咽障碍食品则通过调整液体食品的黏度、稠度，可以减缓液体食品的流动速度，从而避免误咽或误吸的发生，减少肺炎的风险。

吞咽障碍食物可以保障患者的摄食方便、进食安全的同时，可以为患者保障提高需要的食物和水分，进而降低吸入性肺炎以及营养不良的风险。

《吞咽障碍膳食营养管理中国专家共识（2019版）》将吞咽障碍食品分为6级，其中液体食物分为3个级别（即1级低稠型、2级中稠型、3级高稠型），固体食物分为3个级别（即4级细泥型、5级细馅型、6级软食型）以及摄食训练食品。

液体食物分级标准

食品特点	1级 低稠型	2级 中稠型	3级 高稠型
性状描述	入口便在口腔内扩散，下咽时不需太大的力量	在口腔内慢慢扩散，容易在舌上聚集	明显感觉到黏稠，送入咽部需要一定力量
适用人群	轻度吞咽障碍患者	开始治疗性经口进食的患者	重度吞咽障碍患者
质地描述	倾斜勺子容易从勺子中以线条状流出。用"吸"表达最为合适	使用汤匙舀起并倾斜，可从勺子中以点滴状流出。用"喝"这一表达最为合适	使用汤匙舀起后倾斜勺子呈团块状，也不会马上流下。用"吃"表达最为合适
黏度 (mPa·s)	50 ~ 150	150 ~ 300	300 ~ 500
LST 值 *(mm)	36 ~ 43	32 ~ 36	30 ~ 32

注：* 圈线板扩散试验（line spread test，LST）

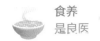
固体食物分级标准

食品特点	4 级 细泥型	5 级 细馅型	6 级 软食型
形态	均质、光滑，易聚集，可用汤匙舀起	有一定形状，但容易压碎	质软、不易分散、不易粘连
特点	经口腔简单操作可以形成食团。易吞咽；不易在口咽部残留、误吸	有一定的内聚性，容易形成食团，不会在口腔内大量的离水，咽腔不易散开	具有用筷子或汤匙就能切断的软硬度
所需咀嚼能力	不需要撕咬或咀嚼即可咽下	舌和上下腭之间可以压碎	无需牙齿或义齿也能吞咽，但需具备上下牙床间的挤压和碾压能力
食物举例	添加食品功能调整剂经过搅拌机搅拌后的各种均质糊状食物	加入食品功能调整剂搅拌后制成的食品，如三分粥、五分粥和各种软食	以软食和流食的食品为主，如全粥、软饭及搅拌制成的硬度较高的食品
适合的对象	不需咀嚼能力，但需具有运送食物能力，可经口进食者	舌与上下腭能压碎食物，可通过舌运送食物者	存在误吸风险的吞咽功能及咀嚼功能下降者
汤匙倾斜测试	将汤匙侧倾会，整勺食物会滑出	汤匙上可保持形状，当向下或侧倾汤匙或轻微摇晃汤匙时，整勺食物会全部滑下，在餐盘上可成团状或缓慢塌陷	使用汤匙边缘可切断或分成小块食物，用汤匙头部下压一小块食物时可将食物压扁，如将汤匙移开，食物不会恢复原状

除此以外，慕斯是一种从国外引进的、新型的吞咽障碍食品，是使用凝固剂，使食物再制成一种弱凝胶的质构状态，符合易吞咽的标准。慕斯制作过程中不需要添加水分，因此和正常食物 1 : 1 营养还原，且慕斯具有较好的塑形性，可以更接近普通食物的外观，因此，可以给吞咽障碍患者提供良好的饮食体验、营养保障以及心理支撑。

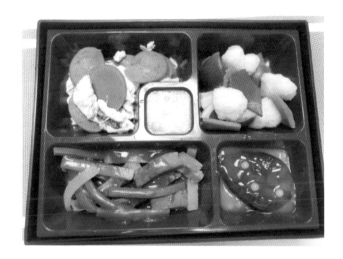

使用凝固剂制作的慕斯膳食展示

 误区解读

吞咽困难患者要吃液体食物

虽然，吞咽困难患者吞咽固体食物时比吞咽液体食物费劲，而且部分口腔不具备食物搬运能力的患者的确无法吞咽固体食物。但也不是所有液体的食物就很适合吞咽困难的患者。

水、牛奶等很稀的液体，进食后在口腔中的流动速度相当快，使得在吞咽过程中的吞咽肌群的收缩和舒张，呼吸通道的封闭和食物通道的打开，没有足够的时间协调，从而造成误咽或误吸的发生。

而未经增稠剂加工处理的米糊、芝麻糊等糊状液体食物，不仅容易残留在口腔和咽喉，而且会增加误吸的风险。

因此，吞咽困难患者要结合自身的吞咽障碍程度，选择相对应的符合吞咽障碍食品标准的液体食物。越是吞咽障碍程度重的患者，越需要吃趋向于固体性状的"液体"的食物。

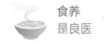
在家用胃管辅助进食的技巧

老王有冠心病，前几年放过几个支架，还有心房颤动的病史，去年犯了一次急性脑梗死，人思维清楚，但半身不遂。孩子们很孝顺，雇了保姆，照顾周到，因为反复呛咳，没法正常饮食，不得已放置了鼻胃管，每天用注射器打食物匀浆。孩子们准备的食材很高端，不乏海参、和牛等，用破壁机打碎了，由保姆从胃管打进去，每天三顿饭。如此几个月，老王四肢肌肉萎缩，脸都塌下去了，人也没精神。这么好的食材，按理说营养全面得很，到底哪里出了问题呢？

 小课堂 • • • • • • • • • • • • • • • • • •

在家用胃管辅助进食要注意的问题

鼻饲看似简单，拿注射器一推，轻松容易，实则不然，可能出现各种问题。

第一，给什么？ 高端的食材看似营养丰富，做成食物匀浆，有的时候可能并不能维持体重，重要的原因就是很多因脑梗死等原因卧床鼻饲的老年人，胃肠道功能减弱，单纯的食物并不能提供很好的营养，打多了反而容易出现不舒服。这个时候，加一点肠内营养，可能效果不一样，肠内营养配方同普通食物相比，化学成分明确；营养全面，搭配合理；易于消化、吸收，适用于居家接受鼻饲营养。

第二，怎么给？ 辅助患者进食，临床上更好的方法是通过肠内营养输液泵或重力滴注，在家里有时候条件不具备，而且持续滴注患者也不方便活动，用注射器推注也很常见，需要注意缓慢推注，且单次推注总量控制在 200 毫升以内，每天三到五次，像吃饭一样，更安全合理。

第三，注意啥？ 辅助患者进食和患者自主吃饭不一样，刚开始一定要有一个适应的过程，食物别太浓、别太多，推注别太快，应该少量多次，慢慢增加才好。如果患者有长期卧床、吞咽功能不良、误吸风险高的情况，管饲营养时，应注意保持坐位、半坐位或者将床头抬高 30°~45°的体位，以减少反流误吸。

在家进行管饲营养其实是个技术活儿，需要耐心和专业。有疑惑的朋友们，可以到营养科进行咨询。

 知 识 扩 展

胃管堵了，怎么办

在家管饲营养时，朋友们常常会面临一个问题，胃管堵了怎么办？大家要知道，每天通过胃管来输注食物，时间长了，肯定有堵管的可能。对需要管饲营养的患者，胃管可以说是他们的"生命线"，每天的营养全靠它，万一堵了，还挺闹心。

导管冲洗很重要。只要使用胃管，就应该定时冲洗。可以每3~4个小时冲洗一次，用 30 毫升左右的温水，脉冲式冲洗，这样不容易堵，而且容易把粘在胃管内壁的食物残渣冲走。要注意在推注食物的前后都冲洗胃管，之前冲洗为了确保胃管通畅，之后冲洗是避免堵管。另外，对于胃管给药的患者要千万注意，别把不同的

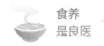

药物混着打，两种以上不同药物在胃管内混合，堵管的可能性显著增加，所以，推注完一种药，冲洗胃管后再推注另一种。

万一胃管堵了，大家也别紧张和生气，先试试用温水反复冲洗，看能不能疏通。若温水冲洗无效，还有几个办法可以试一试，比如采用活化的胰酶制剂、碳酸氢钠冲洗，或者含气的可乐等。实在不行，到医院或社区医院处理或者更换。

 误区解读

胃管堵了，不着急，找个铁丝捅一捅

长期在家用胃管进行营养支持，胃管堵塞很常见，尤其是使用匀浆膳。有的朋友说，胃管也是导管，找个铁丝捅一捅行不行？这很危险！

在家使用胃管的技巧

胃管放置后，长期受到消化液腐蚀，可能会比较脆，贸然用铁丝去捅，可能把胃管捅破了，这时存在损伤胃或食管的风险，胃或食管一旦损伤，严重的时候会出血或感染，甚至危及生命。

过敏体质，啥不能吃

妞妞，1 岁半，在 6 个月大时从母乳过渡为配方奶后，极易腹泻和呕吐，并反复发生湿疹样瘙痒症，外用激素软膏治疗可部分缓解。当 12 个月大的时候开始食用牛奶，皮肤症状较

前明显加重，当新添加鸡蛋和花生酱时，进食数分钟内出现大范围皮疹，反应非常严重，为此去了几次急诊。妞妞的父母十分担心，担心后续进食种类不断添加继续诱发过敏反应，如何进行辅食的添加或进行安全脱敏？

 小课堂

过敏体质宝宝的膳食管理建议

1. 母乳喂养　条件允许可继续延长母乳喂养到两岁或以上，因为纯母乳喂养能有效减少宝宝对异源蛋白质的暴露水平，减少及推迟过敏反应的发生。母乳中含有的溶菌酶、补体、细胞因子甚至白细胞，都可促进宝宝免疫系统的成熟；同时含有多种免疫球蛋白及抗体，可缓解过敏及降低过敏的发生率。

2. 辅食添加　辅食添加时期可每 5～7 天尝试添加一种新食物，首先添加富含铁的食物，根据从稀到稠、从细到粗、由软到硬、由少到多、从液体到固体的原则，循序渐进，逐步增加。

3. 密切观察　进食新鲜食物随时观察宝宝的皮肤、呼吸道及消化道反应、大小便及体重增长变化，一旦出现对某种食物有过敏反应，例如皮肤症状（荨麻疹、干痒、眼皮及嘴唇肿胀等）、呼吸道症状（流鼻涕、打喷嚏、咳嗽、鼻塞、流泪等）、消化道症状（腹泻、便秘、胀气、呕吐、腹痛、肛周皮疹等），或者出现体重增加缓慢或停止增加等症状后立即停止食用；若症状严重，短时不能缓解，应立即就医，后续进行饮食回避，并可遵循营养科医生建议进行食物替代。部分食物过敏反应会随着年龄的增长而消失，可尝试每半年试着添加一次少量，观察过敏症状是否减轻或消失。

知识扩展 /////

科学喂养，防止食物过敏

　　牛奶、鸡蛋、花生等含可疑变应原的食物可以进入母乳，引起纯母乳喂养的宝宝发生过敏反应，但母乳过敏罕见。母亲在进食可疑食物后哺乳，如果宝宝在 24 小时内出现过敏症状，说明该食物与症状之间的因果关系，建议从饮食中剔除该食物，鼓励继续母乳喂养。同时需要学会阅读食品标签。

　　具有过敏性疾病高风险的宝宝若无法吃母乳时，推荐应用部分水解或全部水解的配方奶粉替代牛乳预防过敏性疾病，后者较前者更好；而大豆配方奶不具备明显优势，并且可能会诱发新的不良反应。世界变态反应组织的《过敏性疾病的预防指南》中指出：对于高危过敏性宝宝可以使用益生菌以预防和改善湿疹；对于不能母乳喂养的宝宝建议添加含有益生元的配方奶粉以预防过敏。引起童年时期宝宝过敏的食物变应原以牛奶和鸡蛋占多数，而成人较常见于花生、坚果、水果、牛奶等食物。

 误区解读

食物不耐受或不良反应 ≠ 食物过敏

　　食物不耐受是因非免疫机制导致的食物不良反应，包括毒性、药理性、代谢性和其他特殊反应，比食物过敏更常见，但因症状相似，与食物过敏不易区分。常见的食物不耐受有乳糖不耐受症，主要表现为饮用牛奶后出现腹胀、腹泻等不适，是由于机体缺乏消化牛奶中的乳糖酶而导致的一种代谢紊乱，这类患者后续更改进食无乳糖制品症状即可改善。另外其他含酒精、咖啡因等具有药理作用的食物易于引起心慌、皮肤潮红、偏头痛等症状，属于食物的不良反应。如果怀疑为食物过敏，需要专业的医师进行详细病史采集，必要时结合辅助检查结果，用以鉴别诊断。

罕见病管理，营养先行

小于是一位营养师，在门诊接待了越来越多的罕见病患者，有糖原贮积病、肝豆状核变性、脊髓性肌萎缩等。患者们告诉小于，治疗原发病的医生嘱咐他们，需要在疾病治疗的同时来营养科就诊，以便同步获得营养支持。有患者困惑地问他，为什么在治疗原发病的同时需要寻求营养科的帮助呢？

 小课堂

罕见病是什么

"渐冻人""月亮的孩子""睡美人综合征""爱丽丝梦游仙境症""瓷娃娃""狼人症"……这些或神秘或美丽的名字关联的是一系列严重危害健康的罕见疾病。罕见病，顾名思义，泛指一类发病率极低的疾病，也被称为孤儿病。世界上各国家和组织对罕见病的认定标准存在一定的差异，WHO 将罕见病定义为"患病人数占总人数 0.065% ~ 0.1% 的疾病或病变"。虽然被称作罕见病，但从人口基数的角度看，罕见病其实并不算罕见。目前罕见病约占人类全部疾病的 10%，目前已知的罕见病超过 8 000 种，初步估算全球约有 3 亿人罹患罕见病。我国人口基数大，据估计，我国大约有 2 000 万罕见病患者。其中，大约 50% 的罕见病患者是儿童。

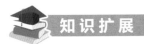 **知识扩展**

营养支持在罕见病治疗中的作用

　　罕见病患者是一类特殊的疾病群体，遗传代谢疾病患者往往具有代谢方面的异常表现，故罕见病患者营养膳食的管理与常规患者乃至健康人群相比，差异较大。合理的营养管理能够为原发病的治疗提供保障，能够帮助患者改善疾病相关的代谢异常，改善病情及预后。

　　多种指南建议应给予遗传代谢疾病患者特殊治疗膳食的指导以及规律的随诊访视，如美国肠内肠外营养学会相关指南认为，专科营养学家应该是遗传代谢疾病多学科综合治疗小组中不可或缺的成员，对于遗传性代谢疾病患者给予规律的随诊、访视、教育以及治疗膳食的指导。其治疗目标在于限制可能加重异常代谢状态的食物，维持合理均衡的营养状态，促进正常生长发育。在患者的婴儿期、儿童期乃至成人后整个生命周期中特殊治疗膳食干预、营养监测以及随诊均应作为首要且基础的治疗贯穿于病程的始终。

　　一方面，在各种对症支持治疗中，膳食干预作为生活方式的调整可以进一步促进减少中间或旁路代谢产物蓄积、缓解终末产物缺乏、纠正生化代谢紊乱。如，生玉米淀粉代碳水化合物膳食可有效改善糖原贮积病患者的低血糖发作、肝脏肿大、高乳酸、高酮体状态，延长生存时间；低蛋白膳食可减轻戊二酸血症、甲基丙二酸血症、尿素循环障碍、高苯丙氨酸血症者的神经系统症状；洛伦佐油的补充可延缓肾上腺脑白质营养不良的病程；低铜膳食可减轻肝豆状核变性患者的高铜负荷；低盐低脂限热量的膳食有利于普拉德 - 威利综合征者控制肥胖相关并发症。膳食干预为主的生活方式调整现实可及、相对价格低廉、成本可控，已逐渐成为多种罕见病的重要基础治疗。

另一方面，营养管理也为罕见疾病的长期治疗提供必要的支持。几乎所有的罕见疾病都往往具有长期的病史，甚至终身发病，在长期的慢性疾病过程中会逐渐造成机体的消耗甚至耗竭。例如肌萎缩侧索硬化，俗称渐冻人症，患者除了进行性加重的肌肉萎缩、吞咽及呼吸困难外，往往还伴随营养状况的逐渐下降、消瘦、乏力、瘦体重丢失。在这样的情况下，加强营养支持对于患者具有基础的意义，也许包括营养支持在内的充分支持治疗能够使更多的肌萎缩侧索硬化患者像斯蒂芬·威廉·霍金那样获得长期生存的机会。

总体来说，罕见病患者具有非常显著的异质性，不同的疾病种类各有不同的代谢特点，在漫长的原发病治疗过程中，营养改善是重要的对症支持手段，往往需要患者规律地来营养科评估监测、定期随诊。

答案：1. D；2. C；3. ×

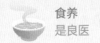

健康知识小擂台

单选题：

1. 肠外营养适用的人群包括于自主摄入量不足且（　　）

   A. 可以通过口服营养补充达到营养需求

   B. 可以通过口服营养补充 + 肠内营养管饲达到营养需求

   C. 可以通过肠内营养管饲达到营养需求

   D. 不能通过经口或肠内营养管饲达到营养需求

2. 高血压患者饮食建议不包括（　　）

   A. 足量膳食纤维　　　　　B. 限制饮酒

   C. 补充钠盐　　　　　　　D. 限制热量及体重

判断题：

3. 老年人越瘦越健康。（　　）

常见疾病的营养
管理自测题

（答案见上页）